薬剤師が教える CBDオイル のトリセツ

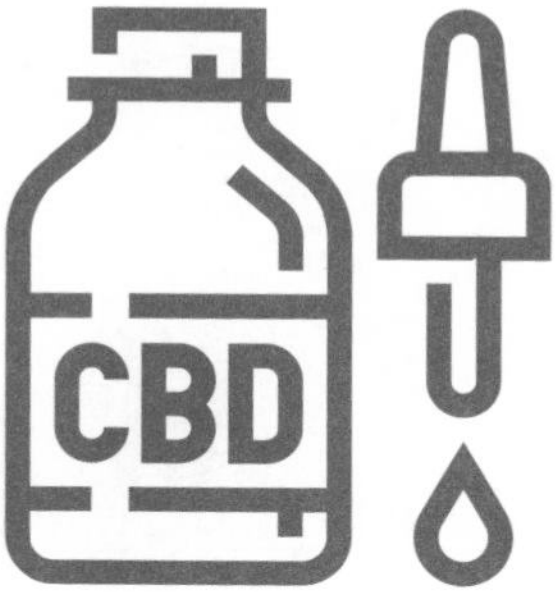

ホリスティック薬剤師
宮本知明

自由国民社

はじめに

「実は、私も大麻草とＣＢＤに不安がありました」

数々の健康・美容の書籍がある中で、本書を手に取っていただきありがとうございます。まずは簡単な自己紹介をさせていただきます。

私は、薬剤師でありながら薬を減らす薬剤師として活動しており、予防医学、健康・美容のセルフケア、薬を使う手前の代替療法について発信してきました。

その際に「ホリスティック」と呼ばれる全人的、包括的、調和などの意味を持つ言葉を知り、一人ひとりの中にある体の症状をなくすだけでなく、心の癒しや魂の中にある本来の自分を生きていることが大切だ、という考えに行き着き「ホリスティック薬剤師」の肩書を名乗っています。

今回私が取り上げたのは、大麻草（たいまそう）から抽出された成分ＣＢＤ（カンナビジオール）についてです。このＣＢＤを、予防医学、健康・美容のセルフケア、薬を使う手前の代替療法に活かせる成分として皆さんに知ってほしいという想いから執筆しました。

世界ではすでにセルフケアだけでなく、臨床研究が進んだことで特定の病気への治療にＣＢＤが使用されています。日本にも少し前からＣＢＤが健康・美容のセルフケアの新たな可能性として表に出るようになりました。しかし、日本の場合にはどうしてもＣＢＤの抽出元となっている大麻草について、薬物乱用のイメージが強く、学校教育で悪い印象を植え付けられていることも関係して、まだ不安な成分として捉えている方も多いように感じます。

この書籍の執筆をさせていただけることになってから、大麻取締法の改正がニュースとなり、実際に改正へ至るまでに多くの大麻に関するニュースが流れるようになりました。その間には、大麻所持による逮捕件数も年々増えていきました。これに関連して、著名人の大麻所持による逮捕のニュースは、多くの方の心を痛めたと思います。

それとは逆に、大麻草の国内での生産が減少し、神社のしめ縄などに使う繊維の確保が難しい状況になっていることが問題となっています。２０２３年４月から三重大学が中心となって、三重県明和町では町内にある国の史跡の斎宮跡などで、麻薬成分のほとんどない大麻草（産業用大麻：ヘンプ）を栽培するプロジェクトを始めると発表しました。このような大麻草の栽培を厳重な監視下で人目につかないところで行われていたものから、公に一般の方の視界に入る場所で農業を行うことができるようになりました。

ここ数年間は、新型コロナウイルスの話題に並行して、大麻の話題が常にあったように私は感じています。

私も執筆を継続していきながら、幾度も「この雰囲気では、ＣＢＤは受け入れてもらえないのではないか」と著者として弱気になり始めてしまった時期もありました。しかし、そんな良い面と悪い面とが混在しているからこそ、本書を読んでいただく方が整理してもらう意味で「大麻草について」「ＣＢＤについて」理解するための一歩につながればと思います。

私がＣＢＤを知ったのは、２０１８年に健康・美容の商品展示会に招待していただいたことがきっかけでした。その時には、薬を使う手前の代替療法に精通するようになっていたにも関わらず、「大麻＝マリファナ＝大麻取締法・薬物乱用＝持っていたら捕まる」と一般的な薬剤師らしい反応をしてしまい受け入れることができないでいました。

そして、2020年には日本でも新型コロナウイルス感染症のまん延が起こり、環境や生活の変化が強制的に起こる状態へ私たちは追い込まれました。たとえ感染症が発症しなかったとしても、心身の健康に対する不安を抱えている方が、感染症まん延前に比べて増えているという報告もありました。私も初めの頃は、新型コロナウイルスの特性が不明であり、日々感染者の数が報告され続けることがストレスになって、ものごとに敏感に反応しやすくなり、心の不調が現れるようになってしまいました。そんな経験もあって私は、どんなに予防医学、健康・美容のセルフケアを個人でがんばっていたとしても、環境が新たな不調を生むことを思い知らされました。そんなタイミングで私は、CBDと向き合うことになったのです。

その後、仕事としてCBDについて勉強をしていくうちに、ストレスによる心の不調、そこから派生して生じた体の不調に悩んでいる多くの方にこそ、今回私がお伝えするCBDが助けになると思うようになりました。

しかし、まだCBDという成分についてよく知らない方が多く、その効果的な使い方が分からない方も同じ数だけいます。そして、CBDに関連した健康・美容に関連するデータのほとんどは海外のものです。海外と日本では、大麻草に関する法律が違うためＣＢＤ製品の中身に違いが生じ、それは効果の違いにも直結してきます。日本でＣＢＤを使うには、日本の法律にのっとったＣＢＤ製品についての内容を知ることが大切だと考え、薬剤師の視点でＣＢＤと向き合った内容を皆さんに共有できればと思っています。

この本の構成

第１章では、大麻草に関連した歴史と法律、植物の特徴について、大麻草への不安が和らぐことを意識して書きました。

第２章では、大麻草に含まれているカンナビノイドの種類についてと、ＣＢＤを取り入れることによってもたらされる効能に関連した薬理作用メカニズムについて記しています。

第３章では、ＣＢＤ製品の種類と実践するためのガイドライン、ＣＢＤを取り入れる際の注意事項についてまとめました。

第4章では、CBDの使用に適している不調と、海外で行われている病気治療の可能性について紹介しました。

第5章では、CBDを通して私が皆さんに持っていてほしい考えや価値観、また皆さんが既に実践しているセルフケアを含め、これからの自分を見つめるような内容をまとめています。

大麻草やCBDに関連した研究は、これからさらに加速していくことが考えられます。研究が進めば、新たなセルフケアや減薬の手段として、皆さんの日常生活の中に選択肢が増えることになります。適切なCBD使用によって心身ともに健康な状態へ変わっていく実感や、今まで服用していた薬が減ることにつながれば幸いです。

ホリスティック薬剤師　宮本 知明

もくじ

第1章 日本人になじみが薄れた「大麻草」について

第2章 「ＣＢＤ」がセルフケアで注目されるわけ

第3章 「CBD」の効果を感じるための使い方

第4章 CBDの有効性が期待される不調と疾患

第5章 今からでも身につけてほしい考え方

第1章

日本人になじみが薄れた「大麻草」について

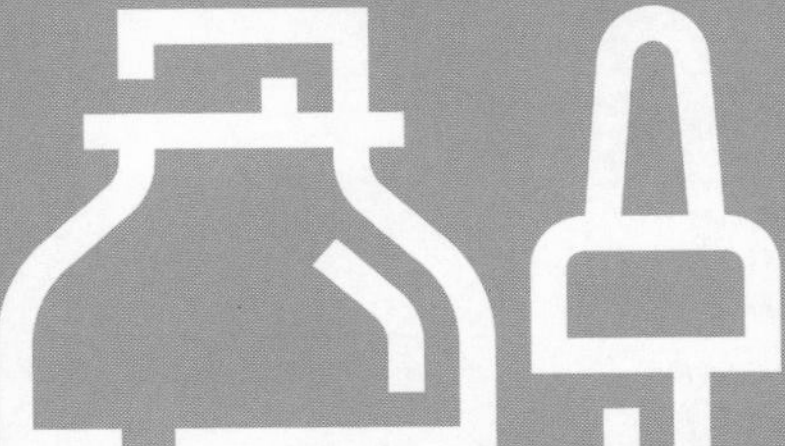

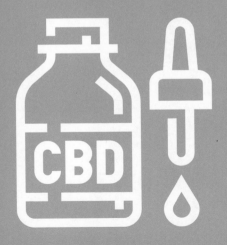

世界で異なる大麻草の定義

皆さんは大麻草（たいまそう）にどんなイメージをお持ちですか？　大麻草は、私たち人類の長い歴史の中で世界最古の栽培植物の1つとされています。そして、あらゆる国で時代ごとの政治の影響を一番受けた植物とも言えます。現在、国ごとの大麻草に関連した法律の規定がさまざま存在しているのはそのためです。これからお話しする内容は、CBDを生活の中に取り入れることを検討されている方、大麻草という植物を不安に感じる方が少しでも安心できる内容になればと思いまとめたものです。

日本には大麻草に関連した呼び名がいくつも存在し、麻（あさ）、大麻（たいま・おおあさ・おおぬさ）、マリファナ、ヘンプなど、法律や植物学、文化、神道、薬物乱用などカテゴリーによって使い分けられ、言葉の意味も違うことがあります。これからお伝えする、大麻草に関連した言葉の意味や指しているものの違いを知らずにいることが、大麻草＝怖いもの・危ないものという混乱を招いている原因のひとつです。この書籍は、CBD

製品を安心して取り入れられることに重きを置いて執筆をしています。そのため、ＣＢＤの使用に必要な言葉以外の意味に関しては省略をし、なるべく簡潔な表現を心がけました。

これから言葉の混乱を招いている要因とも言える「大麻草」のいくつかの定義をお伝えしていきます。最初に植物学から見た大麻草の品種による定義についてご紹介していきます。大麻草は、中央アジア原産の植物で、日本にも縄文時代にはすでに存在していたことが、日本各地の遺跡から知ることができます。例えば、一番古いものでは福井県鳥浜貝塚にて大麻草から作られた縄や布が発見されました。他にも千葉県沖ノ島遺跡や秋田県菖蒲崎貝塚で大麻草の実が付着した土器が発掘されています。（※1）大麻草は２０００種類以上の品種が存在し、その品種の元をたどると「カンナビス サティバ エル」「カンナビス インディカ」「カンナビス ルデラリス」の３つの種が派生したものだと言われています。（※2）

もうひとつの定義は、大麻草に含まれる代表成分である「カンナビノイド」のうち特に多く含まれている「ＣＢＤ（カンナビジオール）」と「ＴＨＣ（テトラヒドロカンナビノール)」の化学的含有量による分類の仕方（化学型）での定義です。カンナビノイドは、CBDやTHCの仲間たちの総称を意味しています。カンナビノイドの成分ごとの詳しい話は第2章でお伝えします。これは乾燥させた大麻草に含有されているCBDとTHCの濃度を測定してタイプ分けしたものになります。(※3)

◆タイプI（1型）：THC濃度が0.3%以上で、CBD含有量が0.5%未満のTHC優勢型
◆タイプII（2型）：CBDとTHCが中程度の濃度の混合型（CBDフォワード）
◆タイプIII（3型）：CBD優勢でTHC含有量が少なく多幸感はほぼないCBD優勢型

日本の薬物乱用の話や法律の問題に挙がってくるのは、CBDではなく向精神作用を持つTHCと呼ばれるカンナビノイドです。今後、医療用大麻製品の安全性と一貫性の基準が世界的に整備されるにつれて、大麻草の品種よりも、大麻草のCBDとTHCの含有濃度を用いた化学成分による分類が主流になっていくと言われています。(※4)

最後に、国ごとの法律による大麻草の定義についてご紹介していきます。私たちが日常生活で耳にする大麻草の呼び名は、法律上は「大麻（たいま）＝マリファナ」「産業用の麻（あさ）＝ヘンプ」と定義されています。まずはこれを知ることが、ＣＢＤを理解して生活に取り入れるために必要です。

アメリカ、カナダ、中国では、大麻草に含まれるＴＨＣ濃度を、花穂と葉の部分を乾燥させたものに含まれる重量比で0.3％以下の品種、ＥＵ諸国では、ＴＨＣ濃度を乾燥重量比で0.2％以下、スイス、オーストラリアやタイでは、ＴＨＣ濃度を乾燥重量比で１％以下の大麻草を「ヘンプ」として定義しています。（※5）

一方、日本では、このような濃度での規制はしておらず「大麻取締法」による植物と部位別の規制となってなっておりました。それが２０２３年12月に改正案が成立となり大麻取締法が改正され、「大麻草の栽培の規制に関する法律」と名前も変更されます。そして、世界と同様に保健衛生上の危害が発生しない量としてＴＨＣの濃度規制へと移行することになりました。具体的な法律の変化を改正前と後で並べましたのでご覧ください。

大麻取締法　第一条
この法律で、「大麻」とは、大麻草（カンナビス サティバ エル）及びその製品をいう。
ただし、大麻草の成熟した茎及びその製品（樹脂を除く）並びに大麻草の種子及びその製品を除く。

旧大麻取締法では、このように定義されておりました。（※6）
つまり、この法律では、「カンナビス サティバ エル」という品種とそれによる製品は「大麻（たいま）」の扱いになります。そして、他の品種であっても植物部位による規制があり、成熟した茎と種子が合法で、花穂、葉、根から抽出した樹脂が違法となります。他の国のようにＴＨＣ濃度についての記述はありません。大麻草の植物の性質として成熟した花穂（特に雌穂）、葉には、カンナビノイドが多く含まれることが知られています。それはＴＨＣが多く含まれている可能性があることを意味しているため、直接的には記載がありませんがＴＨＣ濃度に関係なく検出されてはならないとされています。

改訂された大麻草の栽培の規制に関する法律では、このように定義が変更されることになりました。（※7）

第二条 この法律で「大麻草」とは、カンナビス・サティバ・リンネをいう。
2 この法律で「大麻」とは、大麻草（その種子及び成熟した茎を除く。）及びその製品（大麻草としての形状を有しないものを除く。）をいう。

つまり、日本での大麻は、成熟した茎と種子以外の葉や雌穂など、大麻草の植物の形状が残っているものは大麻と扱われることを指します。

そしてCBDオイルについて知ってほしい日本のもう1つの法律に「麻薬及び向精神薬取締法」があります。こちらはTHCの向精神作用に少し関わる内容です。ここにはTHCは麻薬に指定されています。そして、このTHCは化学合成で作ることができ、さらにそこから派生してできた「合成カンナビノイド」と呼ばれる化学物質が存在します。私たちが、薬物乱用防止教育で受けた内容はこのことについてです。そのため日本では、THCについて植物由来であれば「大麻取締法」、合成THCであれば「麻薬及び向精神薬取

【法改正による規制部位の変化】

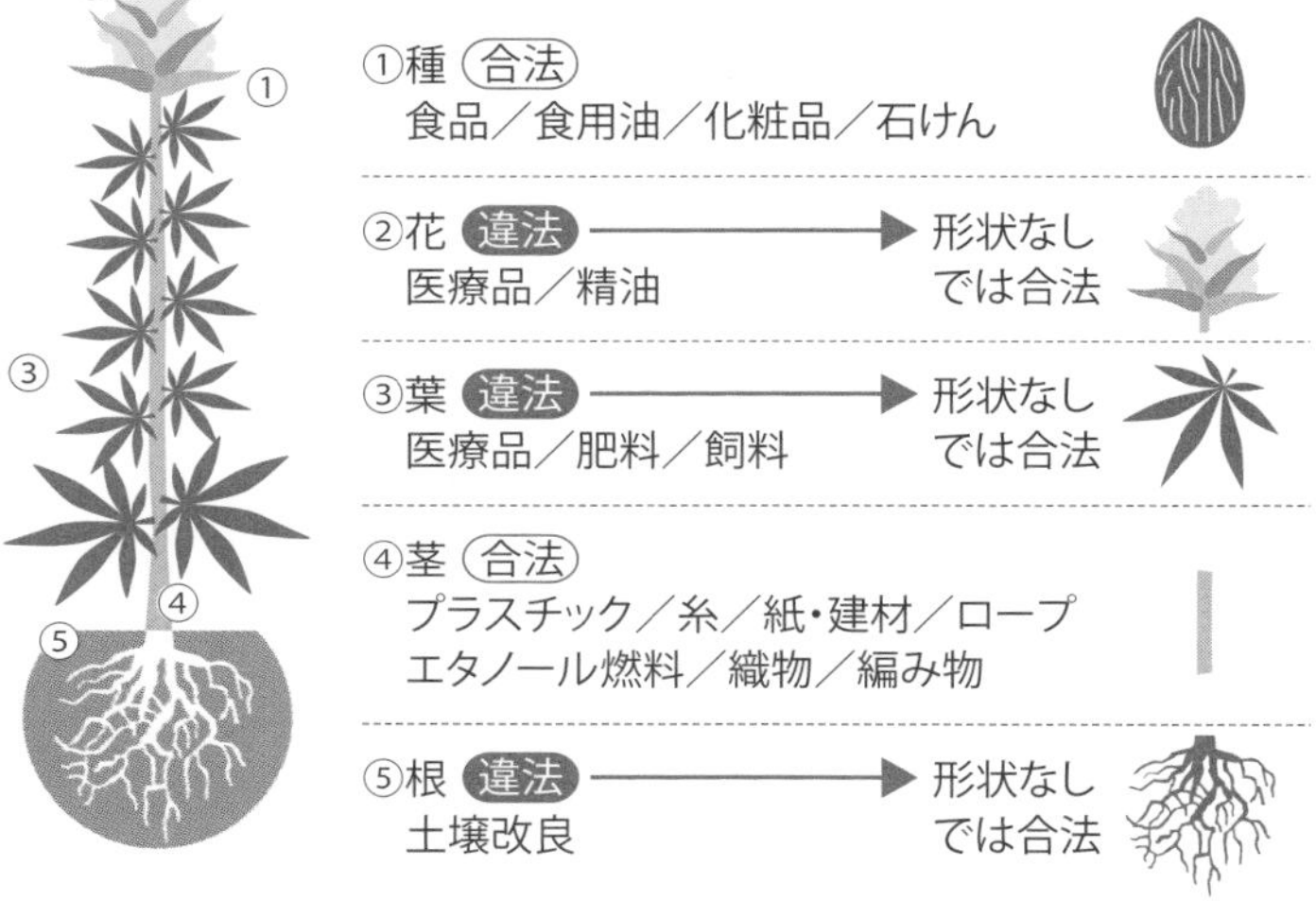

締法」の法律の規制がされています。（※8）しかし、今のところ植物由来と合成の区別を科学的に証明する技術はないとされているので、ＴＨＣ濃度に関係なく検出されてはならないのでしょう。

そして、改正された大麻草の栽培の規制に関する法律では、植物由来のＴＨＣも合成ＴＨＣと同様に麻薬として規制することに変更されました。

日本は今まで、大麻草（カンナビスサティバ エル）やそれに関連する製品、樹脂またＴＨＣ濃度に関係なく、植物部位による規制が大きな特徴となっていました。大麻草の茎と種子は、輸入・加

大麻草の分類			
遺伝子解析による植物学的分類	カンナビノイドの化学的含有量による化学型分類（ケモタイプ）	法律上の定義（米国）	法律上の定義（日本）
バラ目 アサ科 アサ属 サティバ種 3亜種 ・サティバ ・インディカ ・ルデラリス 3亜種が派生して2000種類以上の品種がある	1型：THC0.3%以上、CBD0.5%未満 2型：CBDとTHCが中程度の濃度で混合（表示：CBDフォワード） 3型：CBD優勢で、THC含有量が少ない 4型：CBGが高くTHC、CBDを含まない 5型：カンナビノイドを含まない	マリファナ THC >0.3% ヘンプ THC ≦0.3%	部位規制から成分規制へ THC残留限度値設定

工・販売・所持・使用については規制対象外となっておりました。ただし、大麻草の種子（麻の実）は、貿易管理令の輸入公表により、発芽しないように熱処理後に輸入しなければなりません。（※9）

このように、少しずつではありますが大麻草由来のCBDの有用性を日本も認め始め、取り入れていこうとする動きがあります。2013年あたりからCBDオイル製品が輸入され始め、2020年4月には厚生労働省からCBDの輸入基準が公開されました。（※10）

2021年5月14日に開催された「大麻等の薬物対策のあり方検討会」では、大麻草由来のCBDを抽出する際の部位規制を撤廃する方針が示されています。（※11）日本で販売できるＣＢＤオイルを主軸としたＣＢＤ製品は、大麻草の品種はＣＢＤ濃度が高くＴＨＣを含有しない（検出できないくらい少ない）品種で作られた製品、または現地でヘンプを抽出して、輸入前に抽出した証明書が厚生労働省へ提出されていること、税関検査や公的機関の検査でＴＨＣ成分検査をクリアしたものに限るということになります。これだけでもまだまだ販売するための敷居が高いことが分かると思いますし、日本で出回っているものはそれだけのハードルを超えたものと今の段階では言えます。

大麻草由来のＣＢＤを抽出する際の部位規制を撤廃する方針については、ヘンプ抽出物内に含まれるＣＢＤの抽出を茎や種子に限らず、もっと多くＣＢＤの抽出ができる花穂や葉、枝からのヘンプ抽出物の採取を可能にして製品の原価を下げる狙いや、ＣＢＤを使用した医薬品の製造・輸入・販売・所持を可能にしていくことも盛り込まれているとされています。今回の改正では、大麻草の部位規制から成分規制に変更され、大麻草の医薬品使用に関する規制の項目は削除となりました。

大麻草は日本ではなじみのある「医療用大麻」だった

ここからは、日本で大麻草が昔から薬として用いられてきた話をしながら、どうして今は使われなくなってしまったのかの経緯をお伝えします。

大麻草は、最古の栽培植物の1つとされており、ほとんどの気候帯・地域で生産できること、農薬や化学肥料が不要で手間もかからない1年草であったため、私たちの祖先はいろんな形で生活に利用してきました。例えば、大麻草の茎から繊維をとり、縄・布・紙などを作り、種子は食用でき、油をとることもできました。現代の私たちも大麻草の茎からできた麻の繊維の洋服を買いますし、神社にある鈴縄や大きなしめ縄も大麻草の茎の繊維からできています。種子の周りにある実の部分はヘンプパウダー・ヘンププロテイン・ヘンプシード（麻の実ナッツ）など高タンパク質で豊富なミネラルと食物繊維を含むためスーパーフードとして認知されています。種子の油はヘンプシードオイルまたはヘンプオイルとして市場に出回っています。ヘンプシードオイルは、ＣＢＤなどのカンナビノイドを含みませんが必須脂肪酸のバランスが良いオイル（オメガ6系：オメガ3系＝3：1）として人気も高く、食べるだけでなく直接肌に塗る美容アイテムとして使われることもあります。（※12）七味唐辛子の中に入っている種子は、大麻草の種子（熱処理済み）であることも有名な話です。これだけでも大麻草が怖いものではなく、今でも私たちの生活の一部になっていることを知れたのではないでしょうか。

そして、大麻草は花から根まで、種子も余すところなく薬になる植物として私たちの祖先は利用してきました。

「アーユルヴェーダ」として広まったインド医学では、紀元前1000年ころから大麻草を薬として用いており「大麻は幸福の源」であると言われていました。大麻草は、鎮痛剤・抗けいれん・鎮静・抗菌・抗寄生虫・下痢・胃腸炎・食欲刺激・利尿・気管支炎や喘息など様々な場面で用いられてきたことが分かっています。

中国医学での大麻利用の記録は、さらに昔の紀元前2700年頃とされています。日本で大麻草を薬として利用し始めたきっかけは、中国医学の影響で生まれ、日本独自に発展した漢方薬の治療（和漢・日本漢方）と言われています。

中医薬学の基礎となった世界最古の医学書「神農本草経」には、大麻草の雌穂「麻蕡（まふん）」と大麻草の種子「麻子（まし）」が記載されています。この書物には、植物薬252種、動物薬67種、鉱物薬46種の合計365種に関する効能と用法が記載され、それらは「上品（じょうほん）、中品（ちゅうほん）、下品（げほん）」の3つに分類されています。麻蕡と麻子はともに上品の分類です。上品は、生命を養う目的の養命薬で、無毒で長期服用が可能なもの、現在の健康食品や保健薬にあたります。麻蕡は「過労や無理によって起こる病を治す」、麻子は「主に内臓の機能を補い、元気を増す作用がある。長く服用していると体が肥えて健康になり、年を取っても老いることなく、神人や仙人になれる」とされています。

日本では大麻草の薬用部位別に生薬として用いられてきました。（※13）

◆大麻草の種子「麻子仁（ましにん）」または「火麻仁（かまにん）」

【薬効】便秘・疲労回復・血流改善・関節痛・筋肉けいれん・利尿・口の渇き・腹部痛・虚弱体質・月経不順・嘔吐・切り傷・火傷・膿耳など

◆**大麻草の雄穂「麻花（まか）」**

【薬効】リウマチ・健忘症・悪性のオデキなど

◆**大麻草の雌穂「麻蕡（まふん）」**

【薬効】鎮痛・鎮痙・痛風・リウマチ・関節痛・筋肉痛・てんかん・不眠症・喘息

◆**大麻草の葉「麻葉（まよう）」**

【薬効】マラリア・喘息・回虫駆除・鎮痛・麻酔・利尿

◆**大麻草の茎「麻皮（まひ）」**

【薬効】打撲傷・破傷風

◆**大麻草の根「麻根（まこん）」**

【薬効】淋病・血崩・帯下・難産・打撲傷（打ち身）

このように大麻草には薬用部位がいくつも存在していました。現代でも大麻草の種子「麻子仁」は、医療用漢方薬「麻子仁丸（ましにんがん）」「潤腸湯（じゅんちょうとう）」「炙甘草湯（しゃかんぞうとう）」の構成生薬の1つとして存在しています。また、大麻草の雌穂「麻蕡」の薬効は、CBDやTHCなどカンナビノイドの含有量が多い部位であるため、現在の医学的事実と一致する適応疾患が見られます。

そして、明治時代になると西洋医学の影響が大きくなります。日本はドイツ医学を模倣して、1886年に日本の医薬品の規格基準書「日本薬局方」を発行します。「日本薬局方」は、医薬品の性状や品質の適正を示すために厚生労働大臣が薬事・食品衛生審議会の意見を聞いて定め、公示されたものです。(※14) つまりは、日本のどこにいても同じ薬効を得られるように医薬品ごとの品質・純度・強度を示し、その医薬品が本物か偽物かを見分けるための試験法や判定方法が書かれた医薬品の基準書です。

その「日本薬局方」の第1局から「印度大麻」「印度大麻エキス」が収載され、第3局では「印度大麻」から「印度大麻草」へ収載を変更し、第4局には「印度大麻チンキ」が追加収載されました。(※15) 大麻草の植物学的な違いは第1章の後半で詳しくお伝えしますが、日本に自生していた大麻草（カンナビス サティバ エル）はどちらかというと繊維質が強く、産業用の麻（ヘンプ）としての利用が主流だったようです。そのため、海外から輸入された大麻草（カンナビス インディカ）を日本の大麻草と区別するために「印度大麻」と呼ぶことにしました。「印度大麻草」は、花穂や葉の部分を主に喘息薬、鎮痛薬として用いました。これらは「日本薬局方」の第1局から第5局まで改正されながらも年間、医薬品として収載され続けることになりました。(※16)これが日本で最初の医薬品としての「医療用大麻」ということになります。しかし、1948年に「大麻取締法」が制定されたことがきっかけで、「日本薬局方」の第6局から日本で最初の医薬品としての「医療用大麻」は姿を消すことになり、日本に自生していた大麻草も道連れになりました。現在は、2006年の「日本薬局方」の第15局改正より、エビデンスが十分ではないが古くから使われてきた薬として、生薬、漢方薬が収載されるようになりました。そこには大麻草の種子「麻子仁」が医薬品として収載され、虚弱な人の常習性の便秘や頻尿を改善する生薬として用いられています。(※17)

1948年に「大麻取締法」が制定されることになったきっかけは、多くの方が「大麻は麻薬と似た作用があり、薬物乱用の問題があったことで日本でも法律で規制するようにした」と思うかもしれません。しかしこれを正しいとは言えない歴史があります。

日本での大麻規制は、1945年の終戦直後、GHQ占領下で麻薬に関する覚書が発行されたことがきっかけで制定されました。(※18)この中で定義されている麻薬は「あへん、コカイン、モルヒネ、ヘロイン、マリファナ(カンナビス サティバ エル)、それらの種子と草木、いかなる形であれそれらから派生したあらゆる薬物、あらゆる化合物あるいは製剤を含む」とされていました。その後、「大麻取締規則」が制定されます。しかし、ここで日本とアメリカの間での「大麻」という言葉が指す意味の食い違いが生じてしまったことがわかる事件が起きます。

１９４６年に京都府で大麻草栽培をしていることがＧＨＱ管轄の京都軍政部に発覚したのです。日本はそもそも大麻草を嗜好目的の「マリファナ」を作る目的で栽培していませんでした。しかし、このＧＨＱからの覚書が英語で書かれていたことで、当時の日本は「マリファナ（カンナビス サティバ エル）＝印度大麻草」と訳してしまっていたとされています。このように訳してしまった背景にある出来事が、１９２５年「第二あへん条約」のときに「印度大麻草」が規制対象となったことです。明治時代から日本では、海外輸入して薬として使っていた「印度大麻草」と国内で産業用に育ててきた「大麻草」を分けていたので、国内産の大麻草はこれに当てはまらないと認識して育て続けていたため、ここでも同じ解釈で育て続けていたのです。その後、弁明のため京都大学薬学部の教授の意見書を添付して、大麻草栽培が麻薬採取目的でないこと、また印度大麻草でない鑑定書を添付しました。しかし、日本側の訴えは受け入れてもらえず「その栽培の目的に如何にもかかわらず、また、麻薬含有の多少問わず、その栽培を禁止し、種子を含めて本植物を絶滅せよ」という覚書の趣旨から例外は認められないという命令が下されました。(※13)これにより「日本薬局方」の第6局からはアメリカ薬局方に習って作ることになり、「印度大麻草」による医薬品は削除されました。また、産業用の大麻草の農家やそれを加工して生まれた文化が衰退の危機となってしまいました。その後、日本ではGHQへ「農作物としての大麻草栽培」について事情説明を続けて、1947年に栽培面積、栽培許可県などの一定の条件下で栽培が可能になりました。(※19)日本での大麻草の制限理由は、マリファナによる乱用が起きたわけではなく、終戦後にGHQの命令によって禁止され、この時代でも大麻草に関して指している意味の食い違いが国の間でも起きていたのです。

それではなぜアメリカがここまで大麻草の栽培を規制したのか気になると思います。ここからはアメリカ側で起きた歴史について少し触れていきます。

1920年~1933年まで、アメリカでは「禁酒法」の時代と言われています。禁酒法は「酒は飲んでもいいが、製造や販売は禁止」という中途半端な法律でした。しかし、その制定までの背景には、プロテスタントが中心として建国したアメリカ国民と、後から移民としてアメリカへ来たカトリックによる宗教的対立と差別が関係しています。アメリカ国内のプロテスタントは、移民のカトリックがお酒を飲んで騒ぐ様子が気に食わなかったことで「お酒＝酔いによるだらしなさ」とつなげてアルコールを制限したとされています。

その間に、アルコールの代わりに広まったのが大麻草でした。アメリカ南部にはメキシコ人、カリブ海諸国、南米からの人たちが移民していたため、そちらの文化が「禁酒法」をきっかけに広がりました。（※20）

元々薬として使用されていた大麻草が、禁酒法によってアルコールに代わる陶酔剤へと変化したことで、当時からあった多くの人種差別が加速していきました。つまり「アルコール、大麻を好む＝社会から嫌われる存在」のようなイメージがついてしまったのです。その結果、マリファナの喫煙に対する世論の反発と政治的偏見から、大麻草の治療効果を支持するアメリカ医師会の反対を押し切る形で、1937年に「マリファナ課税法」が成立しました。この法案は、大麻草の嗜好用途のみを阻止することが目的であったとされていますが、実際には、産業用の大麻草（ヘンプ）もマリファナ課税法の波に巻き込まれました。（※21）アメリカ国内におけるヘンプの輸入と商業生産の経済は暴落し、大麻草に関する研究と医療も姿を消してしまいました。1941年にはマリファナ課税法が重荷となり、医師たちが大麻草を処方しなくなったことで、米国薬局方からも大麻草は削除されてしまいました。その後70年間にわたり、大麻草の研究と臨床研究は厳しく制限されることになりました。

このことから私は、大麻草は薬理作用を持った薬としての有用性が高く、使用された歴史が長い生薬だったにもかかわらず、人種差別や宗教対立の道具として利用されてしまった歴史を持つ植物のように感じてなりません。

大麻草の依存性の誤解と国際条約とＷＨＯ勧告

ここからは、私たちが無知だったことで誤解していた大麻草のことを薬理学の側面からお伝えします。その結果、世界が大麻草を「医療用大麻」として取り入れる方向へ進むことになるまでを知っていただければと思います。

【使用率の高い薬物の中毒性比較】

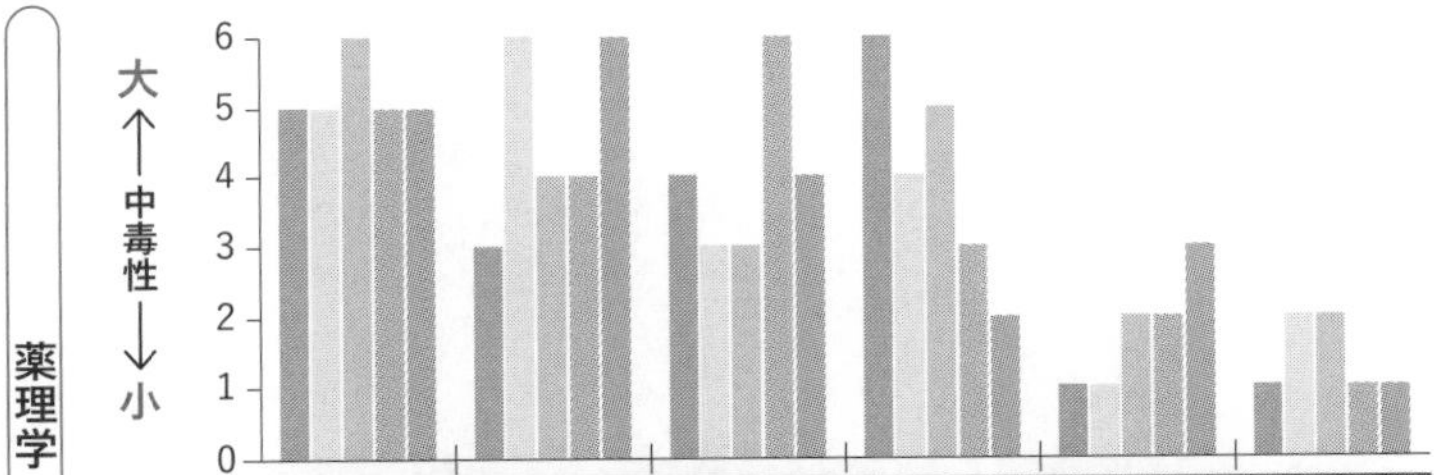

	ヘロイン	アルコール	コカイン	ニコチン	マリファナ	カフェイン
依存性	5	3	4	6	1	1(2)
禁断症状	5	6	3	4	1	2
耐性	6	4	3	5	2(1)	2
習慣性	5	4	6	3	2	1
酔いの程度	5	6	4	2	3	1
法律	×	○	×	○	×	○

まずは、日本でも強い印象を私たちに植え付けている大麻草の薬物乱用や依存に関する内容からです。1994年にアメリカ国立薬物乱用研究所（NIDA）が発表した化学物質の中毒性に関するデータがあります。これによれば、薬理学的に中毒性が高いのはヘロインとアルコールで、その次にコカインとタバコのニコチンが同程度の中毒性になり、マリファナはコーヒーなどに含まれるカフェインと同程度であることを発表しました。（※13）前項で大麻草が禁止になった背景の話をしましたが、法律の内容と薬理学の内容がかみ合わない状態で法律が今まで守られてきたことが見えてきます。法律が薬理学の内容とかみ合ってい

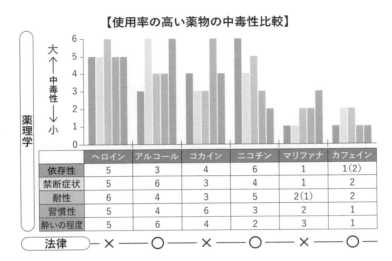

れば、アルコールは禁止されてしまうもので、タバコのニコチンももっと厳しい取り締まりを受けることになるはずです。大麻草については、１９６０年代にイスラエルのラファエル・ミシューラム博士によってＴＨＣとＣＢＤの構造が明らかにされました。このことで精神作用の原因はＴＨＣであることも分かりました。(※22) その後、ヨーロッパの国々をはじめとしてＴＨＣのみを規制するように変化し、大麻草に含まれるＴＨＣ以外の成分はすべて解禁する方向へ進んで行きました。このままだと大麻（マリファナ）を持っているだけで逮捕されるのは人権侵害という面が出てくるようになったことで、国連は大麻の非犯罪化（違法であっても少量の大麻所持は取締対象としない）に動いています。(※23)

国連のこの判断は、医療用大麻のことも念頭に置いた内容と考えられます。実際に先進10カ国（G10）で医療用大麻を使っていないのは日本だけです。アメリカでは連邦法は禁止していますが、すでに２０２０年11月にはアメリカ50州のうち36州とワシントンD．C．では住民投票により合法化されました。(※24) またヨーロッパは各国でルールを決めて解禁しています。(※25) このように国ごとで大麻草の定義の見直しを行って、ルールを改定していった流れがあります。しかし、日本はこれまで部位による規制ということもあって、法律と薬理学がかみ合わない状態で長い時間過ごしてしまったことになります。

大麻草を規制している3つの国際条約というものが存在しています。1961年の麻薬に関する単一条約（麻薬単一条約）、1971年の向精神薬に関する条約（向精神薬条約）、1988年の麻薬及び向精神薬の不正取引の防止に関する国際連合条約（麻薬新条約）の3つの条約に基づいています。

◆麻薬単一条約

4段階のスケジュールによって精神作用物質の危険性の高さをリストにしています。

スケジュールⅣ：特に危険なスケジュールⅠ中の麻薬で最も危険で医療的価値もない
スケジュールⅠ：依存性が強い麻薬
スケジュールⅡ：依存性が弱い麻薬
スケジュールⅢ：除外製剤

1961年　麻薬単一条約のスケジュール・リスト

統制の強さ	等　級	規制物質
厳しい	第Ⅳ表：特に危険な第Ⅰ表中の麻薬	大麻及び大麻樹脂、ヘロイン等
	第Ⅰ表：依存性の高い麻薬	大麻、大麻樹脂、大麻抽出物、大麻チンキ ヘロイン、モルヒネ、あへん、コカ葉等
	第Ⅱ表：依存性の弱い麻薬	コデイン、ジヒドロコデイン、エチルモルヒネ等
緩やか	第Ⅲ表：除外製剤	1回用量につき100mg以下のコデインを含有する製剤等

Ⅳ〉Ⅰ〉Ⅱ〉Ⅲの順番で精神作用物質の危険性の高さを表して制限をかけていました。麻薬単一条約の中での「大麻植物」とはカンナビス属の植物を指しています。また「大麻」とは、名称のいかんを問わず、大麻植物の花又は果実のついた枝端で樹脂が抽出されていないもの（枝端から離れた種子及び葉を除く）を指しています。麻薬単一条約における大麻の位置づけは、大麻・大麻樹脂・大麻抽出物・大麻チンキは、スケジュールⅠの依存性が強い麻薬に位置づけられ、大麻と大麻樹脂は、スケジュールⅣの特に危険な麻薬として位置づけられています。麻薬単一条約のスケジュールリストでは、大麻及び大麻樹脂は60年もの間、ヘロインなどと共にスケジュールⅣに分類されて「最も危険で医療的価値もない」とされてきました。

◆向精神薬条約

向精神薬条約では、薬物乱用の危険性と医療的な実用性の2つだけの基準によって、4段階のスケジュールに分類されました。

スケジュールⅠ：乱用が深刻	医療的価値がない
スケジュールⅡ：乱用の危険性があり	医療的価値極小から中
スケジュールⅢ：乱用の危険性があり	医療的価値中から極大
スケジュールⅣ：乱用の危険性が小さい	医療的価値極小から極大

向精神作用をもたらすTHC（Δ9-THC）は、イスラエルの研究者ラファエル・ミシューラム博士によって同定・発見がされました。しかし、同定・発見が1964年であったため、麻薬単一条約に大麻草の成分名は反映されていませんでした。向精神薬条約では、大麻草から抽出できるΔ9-THC（天然由来）と化学合成によるΔ9-THC異性体を含む7種類（合成THC）が「麻薬」に含まれることになりました。Δ9-THC異性体は、スケジュールⅠの乱用が深刻、医療的価値がないに分類されましたが、天然由来の

1971年　向精神薬条約のスケジュール・リスト

統制の強さ	等級（スケジュール）	規制物質名
厳しい	第I表：乱用が深刻 医療価値がない	LSD、MDMA、メスカリン、THC異性体、シロシビン、DMTなどの幻覚剤　33物質
	第II表：乱用の危険性があり 医療的価値極小から中	アンフェタミン、メタンフェタミン、Δ9-THC、メチルフェニデート等　42物質
	第III表：乱用の危険性があり 医療的価値中から極大	バルビツール酸系、オピオイド系、ベンゾジアゼピン系　9物質
緩やか	第IV表：乱用の危険性が小さい 医療的価値は極小から極大	バルビツール酸系、非バルビツール酸系、ジアゼパムといったベンゾジアゼピン系等　62物質

THCはスケジュールIIの乱用の危険性があり、医療的価値極小から中と区別して分類されました。

◆麻薬新条約

麻薬新条約は、麻薬単一条約と向精神薬条約を徹底するための法的な枠組みを追加的に取り決めた条約とされています。

そして、ここから現代の話になりますが、各国の医療用大麻合法化の動きにより、世界保健機関（WHO）の依存性薬物専門家委員会（ECDD）は、これまで研究もほとんど規制されていたため一度も検討されてこなかった大麻草について、2018年WHOの歴史上初めての科学的評価を受ける審査を行うことになりました。その際にCBDについては、2018年6月に「カンナビジオール（CBD）批判的審査報告書の科学的評価」の結果が公表され、CBDの安全性については「乱用性または依存性がなく、国際薬物条約の麻薬物質に該当しない」ことをWHOから勧告されました。CBDの有効性については「有効な治療薬であり、その他の多くの病状に有用な治療薬になりうる」ことが明記されていました。(※26)

これにより2019年1月にWHO勧告が発表され、大麻草を規制している国際条約の変更を要求する勧告が発表されました。(※27)(※28)そして、2020年12月の国連麻薬委員会（CND）で、麻薬単一条約のスケジュールリストにある大麻及び大麻樹脂はスケジュールⅣ「最も危険で医療価値無し」という分類から外されました。これによって大麻草が世界的に「有害性が高くない」ことと「医療価値がある」ことが認められました。(※29)この結果、医療使用を禁じる日本の大麻取締法の法的根拠の一部は失われたとも言えます。

2005年にはイギリスのGW製薬が開発した世界で初めての天然大麻草由来の医薬品ナボキシモルス（商品名：サティベックス）がカナダで承認されました。ナボキシモルスは、THCとCBDが1：1で配合された医薬品です。2010年にイギリスで承認され

1961年　麻薬単一条約のスケジュール・リスト　赤字は現状、赤字削減線と白抜き字は勧告内容

統制の強さ	等級(スケジュール)	規制物質名
厳しい	附表IV:特に危険な第I表中の麻薬　医療価値がない	~~大麻草~~、~~大麻樹脂~~、ヘロイン等　20物質
	附表I:依存性が高い麻薬 承認　勧告5.1 勧告5.2.1 勧告5.3.1	勧告5.4 大麻草、大麻樹脂、~~大麻エキス~~、~~大麻チンキ~~　否決 Δ9-THCおよびTHC異性体(注) ヘロイン、あへん、モルヒネ、コカ葉、コカイン等　121物質
	附表II:依存性が弱い麻薬	コデイン、ジヒドロコデイン、エチルモルヒネ等　10物質
緩やか	附表III:除外製剤	1回の用量100mg以下のコデイン含有の製剤等 8種類の製剤・調整物　勧告5.6　否決 合成または大麻由来のΔ9-THCを含む製剤

(注):主にCBD含むΔ9-THC0.2%以下の製剤は、上記の国際規制物質の対象外とする。

勧告5.5　否決

1971年　向精神薬条約のスケジュール・リスト

統制の強さ	等級(スケジュール)	規制物質名
厳しい	附表I:乱用が深刻 医療価値がない	勧告5.3.2 LSD、MDMA、メスカリン、~~THC異性体~~、シロシビン、DMTなどの幻覚剤　33物質　否決
	附表II:乱用の危険性があり 医療的価値極小から中	アンフェタミン、メタンフェタミン、~~Δ9-THC~~、メチルフェニデート等　42物質　勧告5.2.2
	附表III:乱用の危険性があり 医療的価値中から極大	バルビツール酸系、オピオイド系、ベンゾジアゼピン系　9物質
緩やか	附表IV:乱用の危険性が小さい 医療的価値は極小から極大	バルビツール酸系、非バルビツール酸系、ジアゼパムといったベンゾジアゼピン系等　62物質

たことが皮切りにヨーロッパで相次いで承認されています。適応症は、多発性硬化症患者の神経因性疼痛やけいれんの緩和として医療で使われています。実は、向精神作用を持つＴＨＣも医薬品としての価値を見いだしている動きがあります。（※30）

２０１８年には天然大麻草由来のＣＢＤ単独製品（アイソレート10％ＣＢＤオイル）の商品名エピディオレックスがトラベ症候群などの難治性てんかんの治療薬としてアメリカ食品医薬品局（ＦＤＡ）に承認されました。（※31）日本でもこのエピディオレックス臨床試験が始まっています。（※32）日本国内で行われた調査研究でも、ブロードスペクトラムＣＢＤオイルサプリメントを用いたことで、てんかん患者の症状や生活の改善がＣＢＤによってもたらされることが一般社団法人Green Zone Japanと聖マリアンナ医科大学てんかんセンターの共同研究チームによって初めて報告されました。（※33）ＣＢＤ医薬品が私たちの医療に登場する日も近いと言えます。

そして、これらの話で勘違いしていただきたくないのが、世界はＴＨＣ濃度を濃縮させたマリファナを推奨するようになったわけではありません。大麻草という植物の見直しを行って、より有効活用していこうとする流れが始まっているということです。そのためには、今までの日本のような薬物乱用防止教育にある「ダメ、ゼッタイ！」と個人の思考もなく強制的に差し止めるのではなく、大麻草について知っていくことが必要になっています。これからは、止まってしまっていた大麻草の研究を進めてより確かな情報のもとで大麻草を扱っていくことが必要になっています。一方的な報道からの情報だけよりも、情報を自ら収集してその中で答えを導き出していきましょう。

大麻草という植物の性質について

ここでは大麻草の植物の性質についてお伝えします。ＣＢＤ製品を取り入れる際に安心材料になればと思います。

紀元前８０００年頃、アジアの人々は香りと粘り気のある「カンナビス・サティバ」という植物を栽培しはじめたと推定されています。現代に残っている大麻草の品種や系統はすべて、その時代に誕生した大麻草の品種の子孫であるとされています。大麻草の植物の

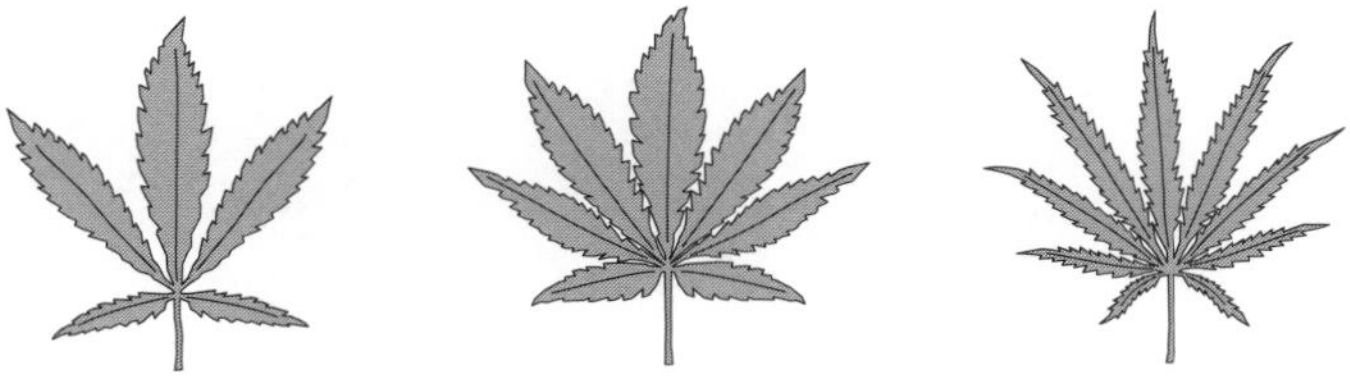

ルデラリス　インディカ　サティバ

仲間のアサ科には、約11属と１７０種が存在しています。遺伝子解析により、カンナビス・サティバというアサ科アサ属に１つの種の中に３つの亜種（サティバ・インディカ・ルデラリス）が存在することが最新研究で分かりました。

◆サティバ種

高木で枝と枝の間が広く、約６ｍまで成長し、茎は細く、葉形状は薄く、人の指のように細長になっています。インディカ種と比較してＣＢＤ含有量が高く、ＴＨＣ含有量が低い傾向にあります。

◆インディカ種

低木で枝と枝の間が狭く、横太りに育ち、葉形状は幅広で丸みを帯び、濃い緑色が特徴的です。サティバ種と比較してＴＨＣ含有量が高く、ＣＢＤ含有量が低い傾向にあります。

◆ルデラリス種

低木でコンパクトサイズです。インディカ種の子孫と考えられており、原産国である中・東欧の厳しい気候と短い生育期間に適応しています。インディカ種と同様にＴＨＣ含有量が高い傾向にあります。

何世紀にもわたり、アジア大陸とヨーロッパ大陸では異なる系統の大麻草が繁栄し、ヒマラヤ山脈の西側ではサティバ種が、ヒマラヤ山脈の東側の風が強い地域ではインディカ種が優勢でした。植物学者は、ＴＨＣ含有量が低い大麻草（麻や産業用ヘンプ）は、サティバ種から進化したと考えています。

大麻草の品種によってカンナビノイドのＣＢＤ、ＴＨＣの濃度が違うことが分かっていただけたかと思います。しかし、このＣＢＤ、ＴＨＣの濃度について大麻草の性質として興味深い事実があるのです。

１つ目は、新鮮な大麻草には、ＣＢＤとＴＨＣがほとんど存在しないことです。これには、私も驚きました。

前項で国ごとに大麻草の定義としてTHC濃度の基準が設定されていて、その基準を超えたら「マリファナ」、基準値未満ならば「ヘンプ」と呼び名が変わる話をしました。そのときに計測するTHC濃度は「花穂と葉の部分を乾燥させたものに含まれる重量比」です。実は、CBDとTHCは乾燥させた大麻草でないと検出がされないのです。大麻草から花穂と葉などの部位を採取した後、乾燥・貯蔵・加工を行っていくうちに、光や熱、空気（酸素）にさらされて自然に化学反応（脱炭酸反応）が起こることが分かっています。生きている大麻草をすぐに燃やしてもTHCの向精神作用はありませんし、CBDの作用もありません。大麻草が危険な成分を自然に生み出すのではなく、私たちが手を加えたことで生まれた物質と捉えると大麻草の見え方も変わってきます。（※2）

大麻草は、産地や品種によって含まれるカンナビノイドの種類や量にかなり差があることが知られています。特にTHCとCBDそれぞれの1つ前の物質のTHCA（テトラヒドロカンナビノール酸）とCBDA（カンナビジオール酸）の含有比は、個体によって差がかなり大きくなっています。この含有比の違いが出てくる理由は、CBGA（カンナビゲロール酸）から生合成する際に用いられる酵素の量の違いが品種ごとに存在しているからです。ＣＢＧＡ→ＴＨＣＡの経路に関連するＴＨＣＡ合成酵素と、ＣＢＧＡ→ＣＢＤＡの経路に関連するＣＢＤＡ合成酵素はそれぞれの品種ごとに酵素の含有量が異なります。

ここで品種ごとにまとめると、サティバ種、インディカ種、ルデラリス種の３つの亜種のうち、サティバ種はＣＢＤＡ合成酵素が多い品種（繊維型大麻草）であり、インディカ種とルデラリス種はＴＨＣＡ合成酵素が多い品種（薬用型大麻草）に分けられます。このことから、日本で自生していた大麻草が薬用としてよりも、産業用として用いられてきた理由にもつながるように感じます。漢方薬としての大麻草についても、ＴＨＣの少ない品種を薬用部位として日本で用いていましたので、ＴＨＣのもつ作用よりもＣＢＤや他のカンナビノイドのもつ作用と植物に含まれる複合成分系を用いることが重視されたと考察できます。

しかし、私たちがＣＢＤを生活に取り入れることを考えたときに品種の分類は参考程度にしかならないのかもしれません。その理由は、国ごとの大麻草の定義でお伝えしたように、品種の違いよりもＴＨＣやＣＢＤの濃度を気にした分類をしているからです。確かに最終的には大麻草の生育環境や乾燥させるための設備などの要因に左右されていきます。気温が常に高くて、湿気が少ない乾燥地帯の国で育って乾燥させた大麻草と、日本のよう

【植物性カンナビノイド生合成経路（一部抜粋）】

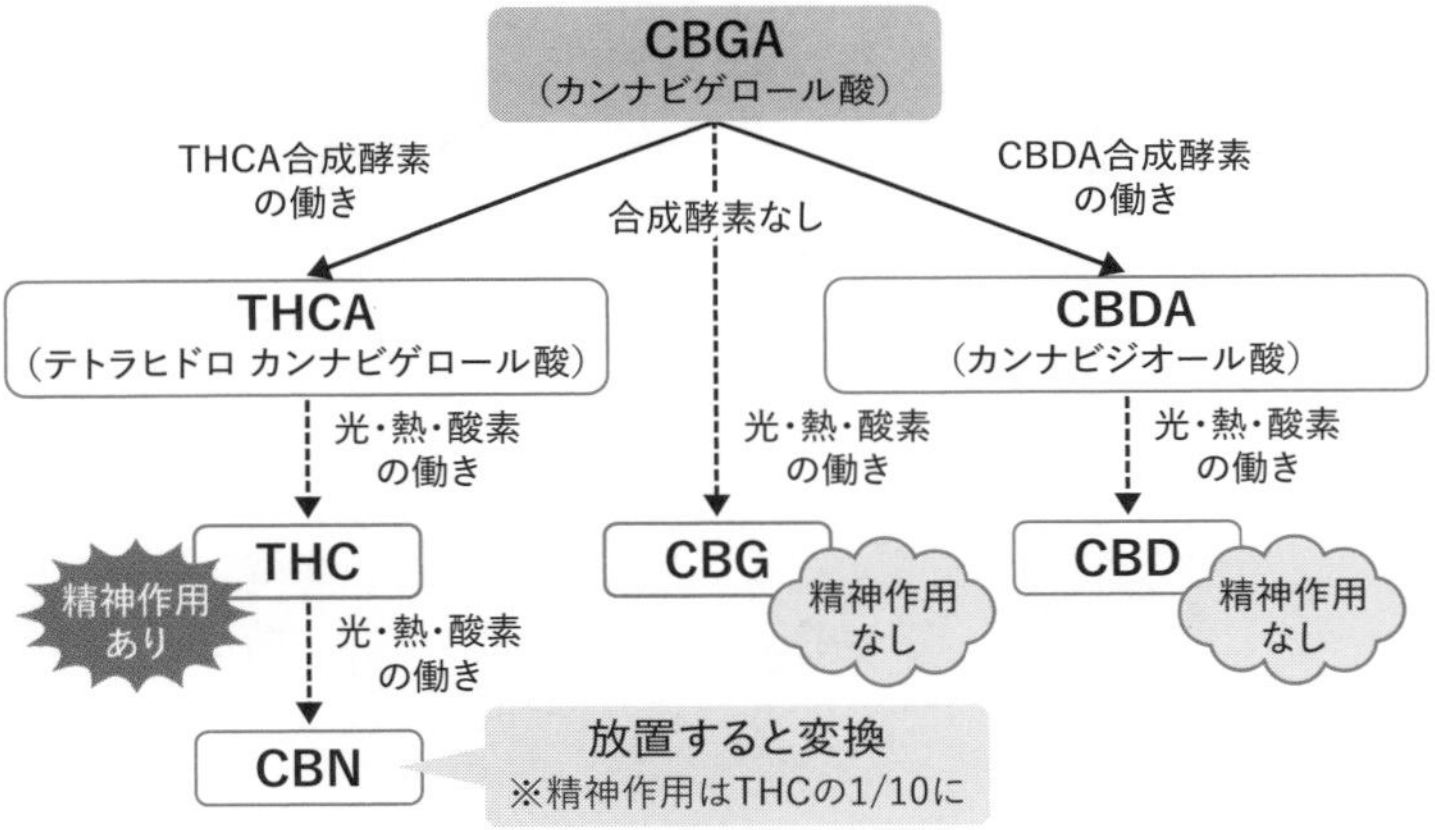

に四季があり、気温と湿度の大きな変化がある国で育って乾燥させた大麻草では同じ品種でも違いは出てきそうです。このことから一概に品種による違いだけではカンナビノイドの種類や量について取りまとめができないので、化学的な分類や実際の濃度で分類をしていく必要性が理解していただけると思います。

そして、もう1つが大麻草の部位によってＣＢＤ、ＴＨＣなどのカンナビノイドの濃度が異なることです。特に多くの皆さんが気になるのがＴＨＣを含まないＣＢＤ製品を使うために、大麻草を採取する段階から気にしたい方もいらっしゃると思います。特に日本はその点では他の国に比べて厳しく、法律の改正前からＴＨＣを含まないヘンプ抽出物中のＣＢＤや他のカンナビノイドなどの植物複合成分系を用いることになります。大麻草は品種に共通して、カンナビノイドの濃度が高い部位と低い部位が存在しています。

（高）

1．雌花

2．雄花

3．開花前の主茎や枝の成長点

4．葉

5．葉と茎の接合部（葉柄）

6．茎

7．種子、根

（低）

上図のように、植物の上に行くほど高濃度のカンナビノイドを得られます。この理由は、毛状突起（トライコーム）と呼ばれる透明なキノコ状の突起が開花した大麻草の花穂に集中して存在するからです。ここから粘性のある樹脂が分泌されており、植物化学成分（フィトケミカル）であるフラボノイド、テルペン、フェノール化合物などの植物の色や香りなどに関連する成分があります。そして、樹脂の中にはカンナビノイドも含まれています。また酵素も多く含んでいることが知られており、これがＴＨＣＡ、ＣＢＤＡなどの生合成反応の過程に関係しています。そしてトライコームは、雄穂よりも雌穂に多く存在しており、開花日数が経過するごとに増えていくことで、カンナビノイドの含有量も増え、受粉前が最高値になるとされています。（※２）カンナビ

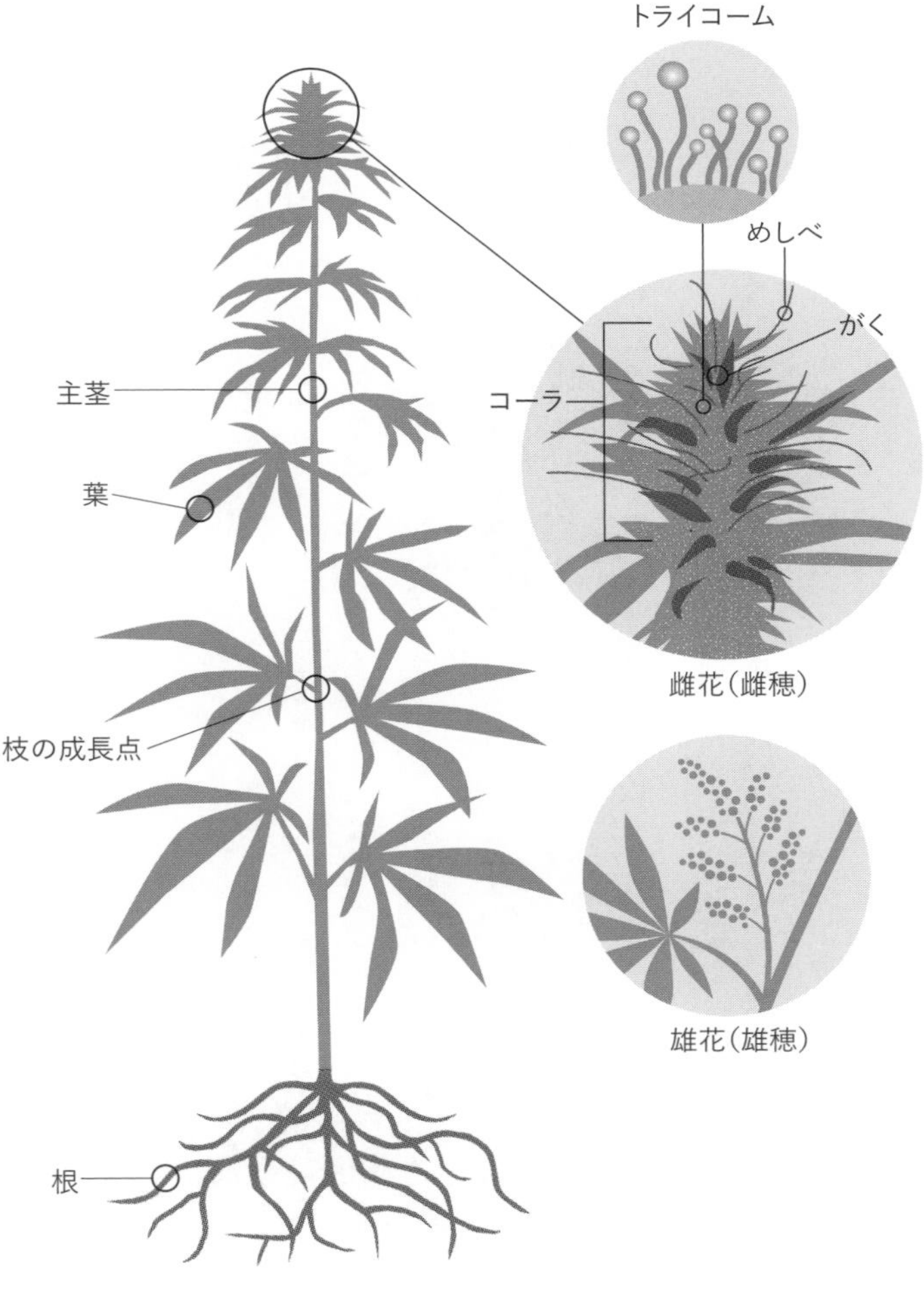
トライコーム
めしべ
がく
コーラ
主茎
葉
枝の成長点
根
雌花(雌穂)
雄花(雄穂)

ノイドは、大麻草以外のいくつかの植物種でも極少量ですが生成されることが知られています。その植物には、ムラサキバレンギク・エキナセア・オランダセンニチ・ヘリクリサム・バウォートなどが挙げられます。(※34)

また皆さんの中には大麻草は「緑色」という印象が強いと思いますが、実は「紫色」の大麻草も存在しています。この紫色の大麻草はTHCAの含有量が多い品種であることが分かっており、しかもCBDA種よりも顕性(優性)遺伝するため、THCA種が増えるとCBDA種が絶滅してしまうことになります。昔の日本では、このような紫色の大麻草が出現すると、繊維質が悪いことから間引いていたそうです。その結果、日本の大麻草はCBDA種を保存する形で栽培が続いたと言われています。

最後に、CBD製品の品質にも影響する大麻草の性質があります。大麻草は「ファイトレメディエーション植物」として知られており、土壌中の毒素、重金属、その他の人工的な汚染物質を吸収する植物と言われています。つまり、大麻草は土壌をきれいにしてくれる植物でもあるのです。(※35)(※36)少し大麻草に関する偏見がなくなる情報かと思います。

【ファイトレメディエーション】
〜カンナビス・サティバが土壌を回復させる仕組み〜

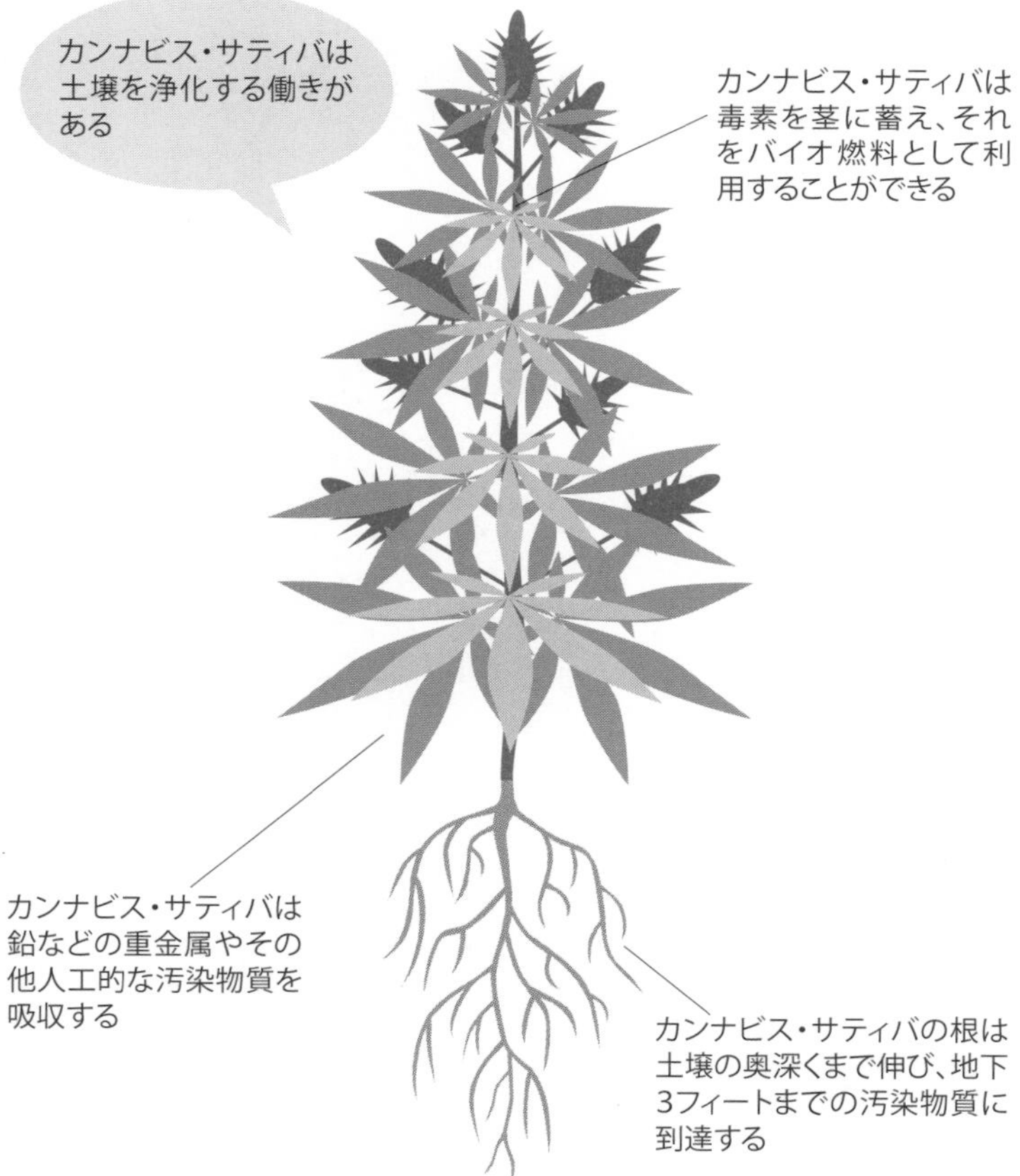
カンナビス・サティバは
土壌を浄化する働きが
ある
カンナビス・サティバは
毒素を茎に蓄え、それ
をバイオ燃料として利
用することができる
カンナビス・サティバは
鉛などの重金属やその
他人工的な汚染物質を
吸収する
カンナビス・サティバの根は
土壌の奥深くまで伸び、地下
3フィートまでの汚染物質に
到達する

ＣＢＤ製品の品質を確認する際は、抽出したヘンプ抽出物などの品質検査項目にカビ、鉛のような重金属、農薬などの危険な成分が高濃度に含まれる可能性があるため、いずれも含まれていないことを確認できる製品を選ぶようにしましょう。

第2章

「CBD」がセルフケアで注目されるわけ

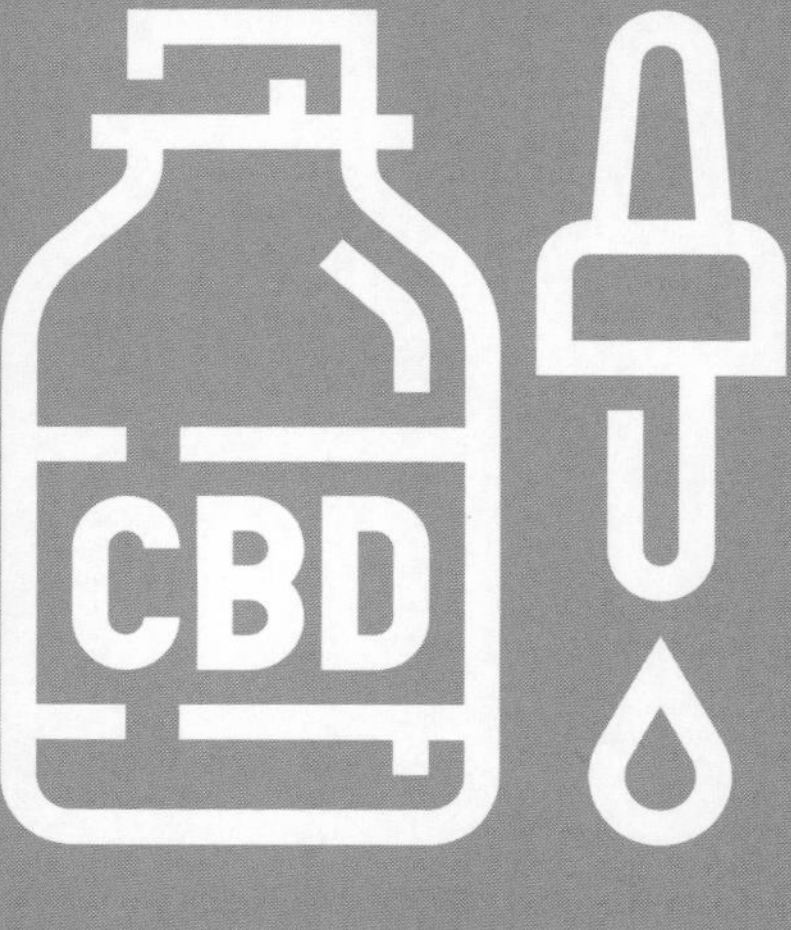

大麻草の代表成分「カンナビノイド」について

ここからは、大麻草に含まれる代表成分「カンナビノイド」についてお伝えしていきます。大麻草には120種類以上のカンナビノイドが含まれていることが知られています。その中で最も多く含まれるのがTHC（テトラヒドロカンナビノール）とCBD（カンナビジオール）の2種類のカンナビノイドです。まずはこの2つのカンナビノイドの違いについて知りましょう。

■THC（テトラヒドロカンナビノール）

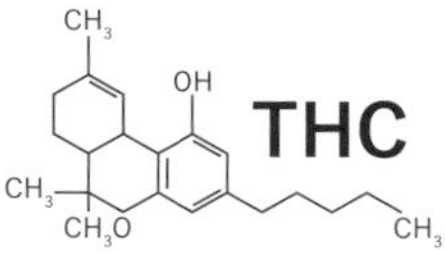

THCは、陶酔感や多幸感をもたらす大麻草の主要な精神活性物質で、落ち込んだ心を高める「向精神作用」があります。日本では薬物乱用のイメージが強いですが、海外ではTHCに高い薬効があることが解明されてきています。ごく一部の使用者には、いくつかの副作用との相関も見られていますが、薬と同様に用量のコントロールが可能になりました。そして

身体的・精神的に依存する可能性は低いことが分かっています。今でもこの構造を化学反応によっていじることで陶酔感や高揚感を高めた合成ＴＨＣと呼ばれる薬物乱用で耳にする成分があります。しかし、近年ではこのＴＨＣを「医療用大麻」の１つの成分として活かす方向へ進んでおり、ＴＨＣを含んだ医薬品も存在しています。（※2）第１章でも法律や歴史、科学的なことを含めお伝えしましたが、皆さんには科学の進歩とともに一度知識のアップデートや見直しをしていただければと思います。ＴＨＣには、向精神作用だけでなく、食欲増進作用・鎮痛作用・神経保護作用・抗炎症作用・抗がん作用・制吐作用などがあると言われています。（※20）

■ＣＢＤ（カンナビジオール）

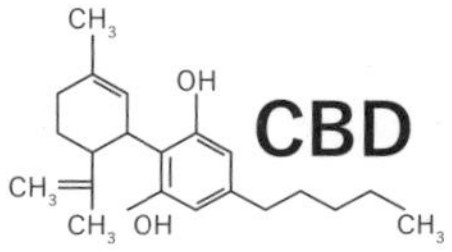

ＣＢＤは、ＴＨＣのような陶酔感・多幸感はもたらしません。そのため、心の状態を高めることはありませんので「非向精神作用」があると言われます。２０１７年のＷＨＯにてＣＢＤという物質そのものの依存及び乱用の可能性を再評価する審査が行われました。その結果、ＣＢＤには「治療の可能性を示すための科学的根拠があり、乱用や依存の報告はない」とさ

れました。（※26）ＣＢＤはさまざまな場所に作用する受容体を持っているため、多種多様な作用と繋がりがあります。その主要な役割となっているのが、私たちの体に備わっている「エンドカンナビノイドシステム（ＥＣＳ）」です。（※37）これによって医療や健康・美容のセルフケアで効果を発揮していきます。ＣＢＤは数多くの作用が確認されており、鎮痛作用・鎮静作用・抗けいれん作用・抗炎症作用・抗酸化作用・神経保護作用・抗がん作用などが注目されています。（※20）

またＴＨＣとＣＢＤには、取り入れる用量によって真逆の作用を示す「二相性」があることが知られています。ＴＨＣは、低用量では多幸感をもたらし、高用量では不安感がもたらされると言われています。（※38）ＣＢＤの場合には、低用量で覚醒作用、制吐作用、発毛作用が起き、高用量では鎮静作用、催吐作用、脱毛作用があると言われています。（※39）ただこの用量については、個人差が大きいことが知られているため、人によって低用量と高用量の線引きが一概に設定できません。用量についての詳細は、第３章でのＣＢＤ製品を取り入れる際の内容を参考にしてみてください。

そして、ＣＢＤ製品を生活に取り入れていただく際には、これに付け加えてＴＨＣ、ＣＢＤほどは多くありませんが、製品の成分表示に記されていることもある大麻草に関連した「マイナーカンナビノイド」についても知っておきましょう。マイナーカンナビノイドは、大麻草が産生する１２０種類以上のカンナビノイドのうち、産生される量が少ないものを指します。ここではＴＨＣとＣＢＤに加え、ＣＢＧ・ＣＢＣ・ＣＢＮ・ＣＢＤＡ・ＴＨＣＡについてお伝えします。マイナーカンナビノイドにも作用はありますので、せっかくでしたら知った上で取り入れていきましょう。

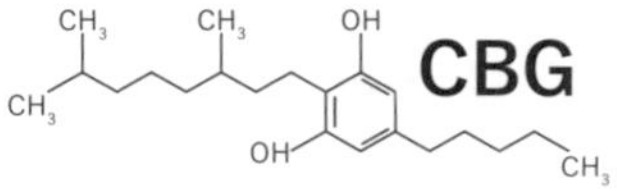

CBG

■CBG（カンナビゲロール）

ＣＢＧは、ＴＨＣとＣＢＤに次いで、３番目に多く存在するカンナビノイドです。（※40）大麻草の中ではマリファナよりも、ヘンプに多く含まれています。ＣＢＧは、鎮痛作用はありますが向精神作用はなく、炎症性腸疾患への治療効果があることが動物試験によって示されています。（※41）他にも抗菌作用を持っていることから、ＭＲＳＡ（メチシリン耐性黄色ブドウ球菌）感染を含む、治療が難しい感染症にも効果的とされていま

す。（※42）

■ＣＢＣ（カンナビクロメン）

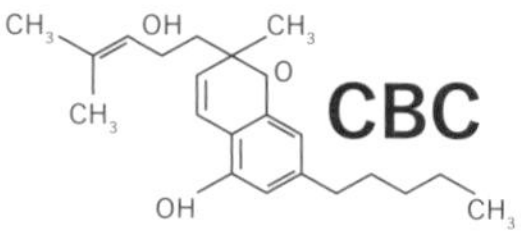

ＣＢＣは、植物の体内でＣＢＣＡとして存在し、希少なカンナビノイドで大麻草の開花サイクルの早期につくられます。（※43）ＣＢＣには抗菌作用と抗真菌作用があり、この特性が初期生育段階の大麻草を外敵から守っていると言われています。（※44）また多くのカンナビノイド同様に、抗炎症作用と鎮痛作用、抗うつ作用もあります。（※45）

■ＣＢＮ（カンナビノール）

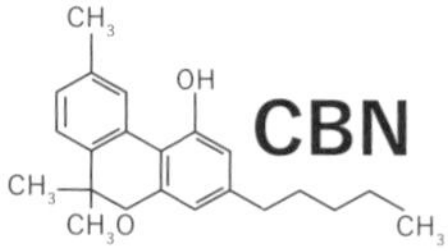

ＣＢＮは、大麻草から産生されるものではなく、ＴＨＣを含む油分が乾燥し、分解された後に発生する副産物です。ＣＢＮには向精神作用はありませんが、ＴＨＣと併用することで鎮静作用をもたらします。他にも抗けいれん作用・抗菌作用・鎮痛作用などがあります。（※46）体内には、カンナビノイドが関係する2つのカンナビノイド受容体（ＣＢ1受容体、ＣＢ

2受容体）が存在しています。詳細は先の方で解説しますが、ＣＢ1受容体は神経系、ＣＢ2受容体は免疫系に関与しています。ＣＢＮは、ＣＢ2受容体との親和性がＣＢ1受容体と比べて3倍もあるとされており、神経系よりも免疫系に対して影響を与えるとされています。（※47）

■ＣＢＤＡ（カンナビジオール酸）

CBDA

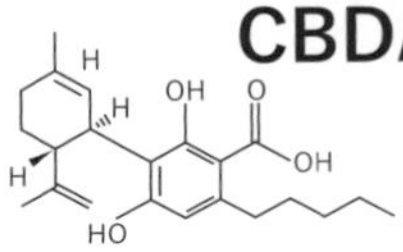

ＣＢＤＡは、ＣＢＤの前の段階の物質で、加工により脱炭酸という有機反応を経てＣＢＤに変化します。ＣＢＤＡはがん細胞に対する抗増殖作用など、多様な症状に対して作用があることが報告されています。（※48）特に進行性乳がんをはじめとする、がん細胞の転移に対する治療効果が期待されています。

■ＴＨＣＡ（テトラヒドロカンナビノール酸）

THCA

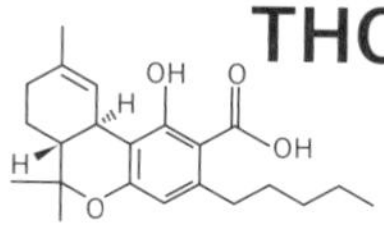

ＴＨＣＡは、ＴＨＣの前の段階の物質で、加工により脱炭酸という有機反応を経てＴＨＣになります。ＴＨＣＡはＴＨＣのようにＣＢ１やＣＢ２受容体と結合した経路を介さない免疫調節作用をもち、免疫細胞の１つ、マクロファージにおける炎症反応に関係する腫瘍壊死因子α（ＴＮＦ－α）を阻害することがわかっています。（※49）このことから、潰瘍性大腸炎やクローン病のような炎症性腸疾患モデルにおいて、抗炎症活性が示されています。（※50）

その他、大麻草に含まれるカンナビノイドの細かい薬理作用についての一覧が左の図になります。こちらの内容は、ＣＢＤを医療で取り入れている濱元誠栄医師による臨床での経験を含んだ薬理作用として学会発表で提示していただいた内容です。それを参考にして一部書籍に合うように加筆させていただきました。臨床カンナビノイド学会や臨床ＣＢＤオイル研究会の教育プログラムや他のＣＢＤ関連書籍に出てくるカンナビノイドの薬理作用の一覧を採用することもできました。（※13）しかし、カンナビノイドがまだ研究段階であり、日本での臨床が不十分な部分があります。そして、世界では花穂、葉から抽出した

	メジャーカンナビノイド			マイナーカンナビノイド			
	THC	CBD	CBG	CBC	CBN	CBDA	THCA
鎮痛作用	○	○	○	○	○	○	
抗炎症作用	○	○	○	○		○	○
抗けいれん作用	○	○			○		○
抗不安作用	○（低用量）	○	○				
抗精神作用							
神経保護作用		○	○				○
催眠作用		○（低用量）			○		○
抗酸化作用	○	○	○		○		○
食欲増進作用	○						
制吐作用	○（低用量）	○（低用量）				○	
免疫調整作用		○					
抗菌作用		○	○				
抗がん作用	○	○	○	○			○
発毛促進作用		○（低用量）					

ＴＨＣ入りのＣＢＤ製品が主流であり、改正前の日本の法律による茎、種子から抽出したＴＨＣが含まれないＣＢＤ製品を使用したデータはさらに少ないです。そのため、ここでは改正前の日本の法律をもとにしたＣＢＤ製品によって確認できている内容のみを参考にしていただければと思います。

2022年3月7日に厚生労働省から「危険ドラッグの成分6物質を新たに指定薬物に指定」という省令発表がさ

れ、この発表に挙げられている大麻草成分のＨＨＣ（ヘキサヒドロカンナビノール）とＴＨＣＰ（テトラヒドロカンナビフォロール）は３月17日から指定薬物として取り締まられることになりました。日本でＨＨＣ製品が販売されていたこともあって、数少ない在庫を求めた列ができてニュースにもなりました。ＨＨＣは、大麻草から抽出されるカンナビノイドではありますが、自然界には極わずかしか存在しておらず抽出が困難なため、ＣＢＤを用いて化学合成した半合成カンナビノイドとして生成されていました。世界的にも研究データが少ないことや、ＴＨＣと同様に中枢神経に作用して指定薬物になる可能性のある成分と厚生労働省が決定したと思われます。今後、私たちがＣＢＤを安心して使用していくために、大麻草から抽出される他のカンナビノイドについても情報を入手していくことが大切になっていくでしょう。

もう１つの体の機能調整経路「エンドカンナビノイドシステム」

私たちの生体機能には、気温や湿度など外部環境の変化や運動などの身体的変化に応じ

【健康を支える3つの柱】

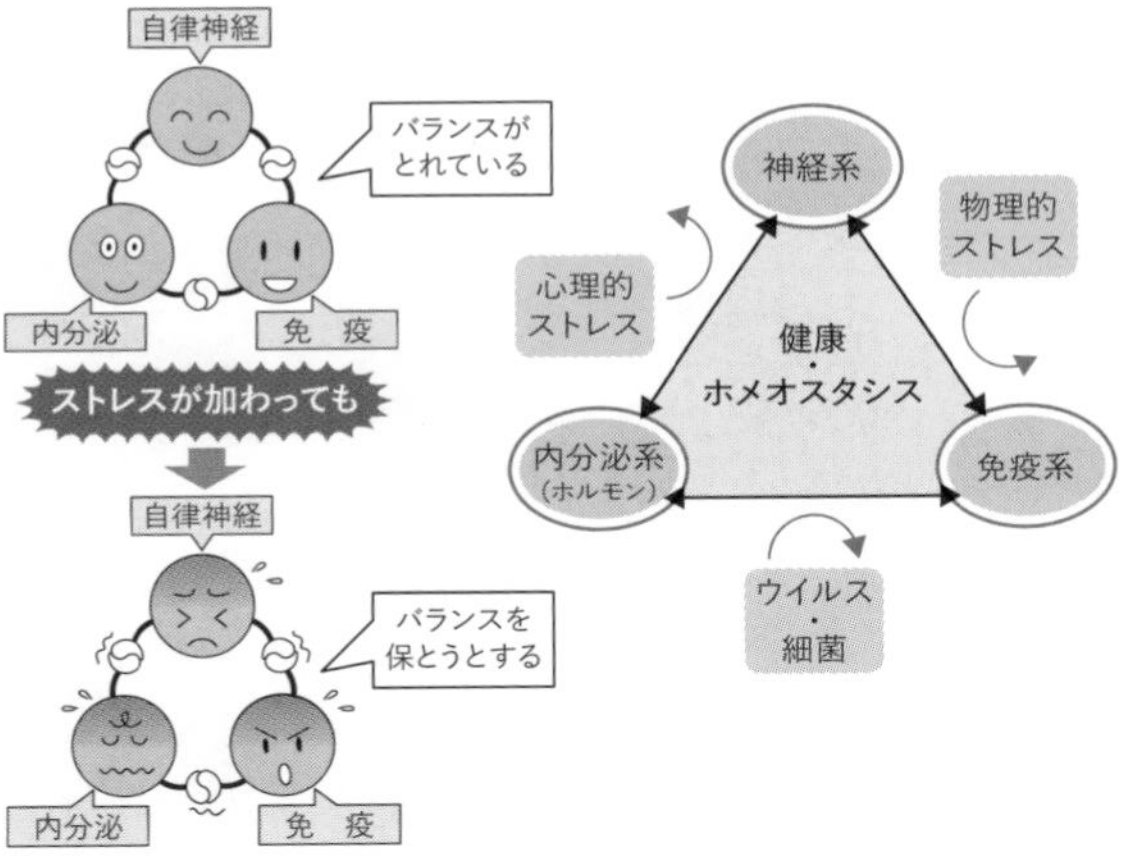

て、体温、血液量や血液成分などの内部環境を生存に適した一定範囲内に維持しようとする性質があります。これを「ホメオスタシス（恒常性）」と呼んでいます。体の機能調節の役割をしている「自律神経系」「免疫系」「内分泌系」の３本柱によって、私たちの体はバランスを保っています。体温や血糖値、血圧の範囲外への逸脱はホメオスタシスの異常となり、そのうち病気となって表れます。また自然治癒力もホメオスタシスの３本柱のパワーバランスが保たれていることで適切に行われる、私たちの生態回復能力と言えます。

１９６４年ワイツマン研究所に在籍していたラファエル・ミシューラム博士と同僚のヤ

【2-AGとアナンダミドの分子構造】

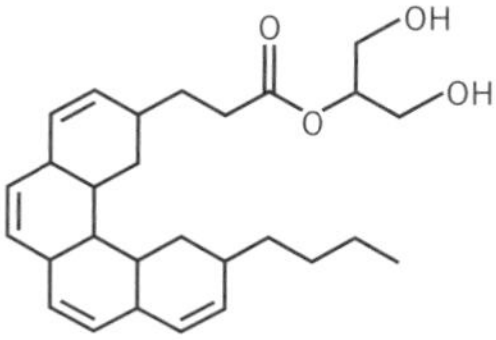

2-AG
(2-アラキドノイルグリセロール)

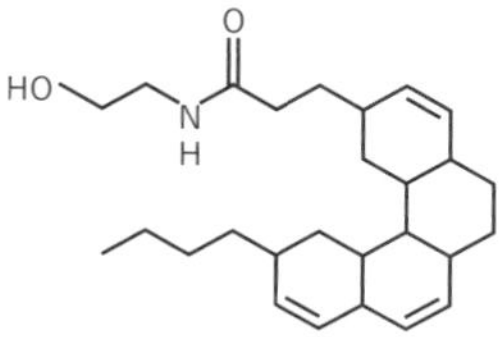

アナンダミド
(N-アラキドノイルエタノールアミン)

ヒエル・ガオニ博士は、新たな分離技術を用いたことで大麻草に最も多く含まれる2つのカンナビノイドのCBDと向精神作用を持つTHCの分離に成功しました。これによってマリファナの持つ高揚感や陶酔感の理由が解明されました。(※22)

その後、ミシューラム博士はケシに含まれるあへん(モルヒネやヘロインなど)と似た構造をしている神経伝達物質の1つである「エンドルフィン」が、既に人間の脳内に多く分布していることが判明していたことから、大麻草のTHCに似た化学物質が既に体内で生成されており、作用する場所があると考察し研究を進めていきました。

1992年ミシューラム博士は、国立精神衛生研究所(NIMH)の研究員であるウィリアム・デバン博士と

【脂肪酸と内因性カンナビノイドの関係】

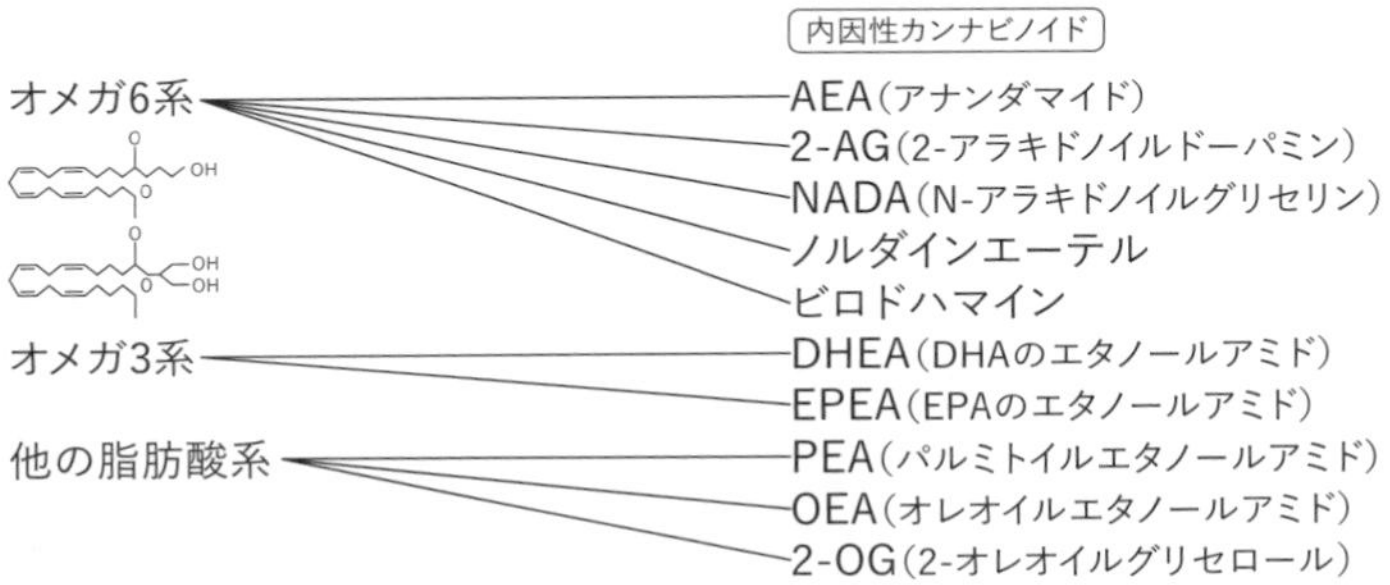

ルミール・ハヌス博士と共同で、ＴＨＣと同じように脳細胞受容体に結合してはたらく「エンドカンナビノイド（内因性カンナビノイド）」が存在することを発見しました。その時に発見した化学物質を、サンスクリット語で「喜び・至福・うれしさ」を意味する言葉〝アーナンダ〟にちなみ、「アナンダミド（N-アラキドノイルエタノールアミン）」と名付けました。アナンダミドは、運動など特定の状況下において自然に体内でつくられ、運動によってアナンダミドが体内に充満し、「ランナーズハイ」のような効果が得られると言われています。また甘いものや美味しい食事をとることで、体内のアナンダミド濃度が高まることも知られています。このことからもアナンダミドは、体の「至福の分子」と呼ばれ、陶酔感や多幸感といった私たちの自然な感情に関係するエンドカンナビノイドで、大麻草のＴＨＣと同様に感覚を強め、食

欲を刺激し、一時的に短期記憶を消去し、快感を生み出すと考えられました。それから間もなくして、大麻草のCBDに似た脳内化学物質の2-アラキドノイルグリセロール（2-AG）も発見されました。（※51）

その後の研究で、エンドカンナビノイドと同じはたらきをすると考えられている物質が8種類見つかりました。（※52）それによってエンドカンナビノイドは、多価不飽和脂肪酸から派生した構造をしており、オメガ6系脂肪酸やオメガ3系脂肪酸ととても似ていることが分かりました。これは、ヘンプシードオイルに含まれるオメガ6系脂肪酸やオメガ3系脂肪酸を豊富に含むことから、生体反応においてエンドカンナビノイドとして変換され役割を果たす関連性があると考えられるようになりました。（※53）

少し遠回りになりましたが、エンドカンナビノイドのアナンダミドと2-AGの発見によって、私たちの体にはホメオスタシスの3本柱とは別に、エンドカンナビノイドが外側からホメオスタシスに関与する「エンドカンナビノイドシステム（ECS）」が存在することが分かりました。（※54）ECSは、神経伝達・記憶・気分・感情・痛みの知覚・摂食・生殖・代謝など、体の主要な機能に重要な役割を果たしていることが知られています。（※

55）ＥＣＳの主な機能は、過剰な酸化ストレスや健康状態に害を与える事象に反応してバランスを維持することです。体に痛みが生じたり、健康を害したりする事象を経験すると、ＥＣＳは体の問題となっている部分の治癒の手助けをします。

ＥＣＳには、カンナビノイド受容体と呼ばれる受容体が存在しています。この受容体は、ドーパミン・セロトニン・アセチルコリンなどの他の神経伝達物質よりも脳内で最も密度の高い受容体と言われています。（※56）ＥＣＳの脳内での役割は、摂食・睡眠・リラックス・神経保護・記憶（忘れること）と言われています。

ＥＣＳは体内のあらゆる臓器にも受容体を持っています。ＥＣＳは、免疫機能・血糖値・筋肉や脂肪組織の動き・ホルモン調節・痛みや快楽の知覚・代謝機能に関係することで、心臓の安定した拍動・血圧・消化・呼吸・睡眠・覚醒サイクル・食欲調節・骨の治癒速度などを維持しています。（※55）ここまでの内容で、ＥＣＳは私たちに備わっている本能的な部分からホメオスタシス、自然治癒力にも関わる機構であることが理解できると思います。

【ＥＣＳが制御することが知られている生理学的作用】（※57）（※58）（※59）（※60）

- 辛い記憶を手放す機能（忌避的記憶消去）
- 視床下部―下垂体―副腎（ＨＰＡ）軸の調節（ストレス管理）
- 覚醒・睡眠サイクル
- 神経保護
- 免疫調整
- 血圧
- 骨密度
- 生殖

ＥＣＳは、まだ研究や臨床も不十分なため完全に解明された機構ではありません。しかし、今後の医療における新たな治療戦略となるだけでなく、私たちの日々の健康・美容におけるセルフケアの新たな可能性としても注目されています。

最後に補足として、ＥＣＳは動物にも存在することが分かっています。そのため海外ではCBDをペットのヘルスケアや治療法として使用しており、獣医学では犬、猫、馬を治療するためにも使用されています。今後、動物を対象とした研究が進むことで、CBDはより多くの動物の健康のために使われるようになると言われています。

カンナビノイド受容体とCBDの「逆行性シナプス伝達」機構

ECSを機能させるのに最も重要な構成要素として、2つのカンナビノイド受容体(CB1受容体、CB2受容体)と私たちの体内に自然に存在するエンドカンナビノイド(アナンダミドと2-AG)、及びエンドカンナビノイドを分解する酵素FAAH(脂肪酸アミド加水分解酵素)とMAGL(モノアシルグリセロール)です。これらによって私たちは、体内のエンドカンナビノイドの濃度、それを合成して分解すること、2種類のカンナビノイド受容体の存在密度をそれぞれの体内のバランスで反映した「エンドカンナビノイド・トーン」を維持していくことが大切になっていきます。(※61)ここでは、CBD製品を取り入れる際に知っていただきたいECSに関係する2つのカンナビノイド受容体の作用の違いをＴＨＣ、ＣＢＤとも絡めてお伝えします。

■ＣＢ１受容体は神経伝達に関与する

ＣＢ１受容体は、主に脳、脊髄の中枢神経系に多く存在して発現します。その他に鼻・肝臓・副腎・卵巣・子宮・甲状腺・前立腺・喉・精巣に存在することが知られています。

ＣＢ１受容体は、大麻草の「精神活性作用」に関与しており、脳内の多くの領域に発現し、短期記憶、認知、気分、感情、筋肉の運動機能、睡眠、食欲、痛みの知覚、神経保護などに影響を与えています。（※62）

ＣＢ１受容体は、ＴＨＣと強く結合して機能し、ＣＢＤと弱く結合して機能する性質を持っています。このような受容体に対しての結合の強さの違いから、ＴＨＣは陶酔感・多幸感などの「向精神作用」に関与しており、ＣＢＤは弱い結合のため「非向精神作用」になると考えられています。

■ＣＢ２受容体は免疫反応（炎症）に関与する

ＣＢ２受容体は、主に免疫系に発現しており、血液の免疫細胞（体液性免疫）・ひ臓・

扁桃腺・胸腺・リンパ管などの免疫器官に多く存在しています。そのため、大麻草の抗炎症作用に関与することが知られています。（※63）ＣＢ２受容体は、ＣＢＤと弱く結合する性質を持っており、ＴＨＣはＣＢ２受容体に結合しても作用を持たない、または弱いとされています。

またＣＢ１、ＣＢ２受容体の両方が存在する臓器もあり、眼・すい臓・消化管・心臓・骨・皮膚に存在することが分かっています。（※64）

多くのカンナビノイドは、ＥＣＳのカンナビノイド受容体に「鍵と鍵穴」のように結合することで作用を発現します。しかしＣＢＤは、ＣＢ１またはＣＢ２受容体で直接の鍵として作用する（オルソステリック）のではなく、間接的に活性を高める（アロステリック）と言われています。そのため、従来の神経伝達物質と同じように、カンナビノイドとその受容体は「鍵と鍵穴」のように相互作用するだけではないため、カンナビノイド受容体のメカニズムは、他の知られている受容体システムよりも非常に複雑とされています。

【全身に分布するカンナビノイド受容体（CB1、CB2）】

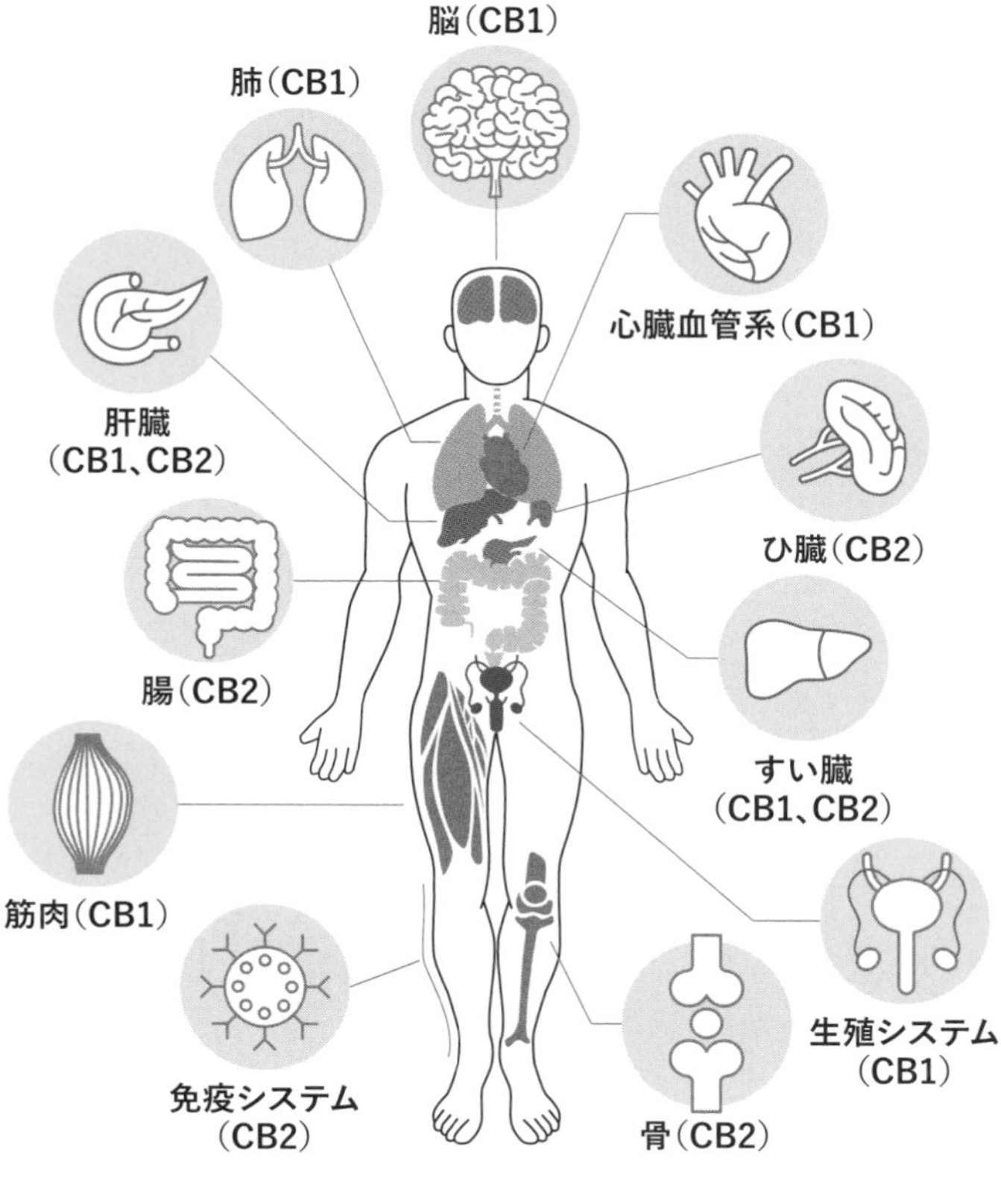

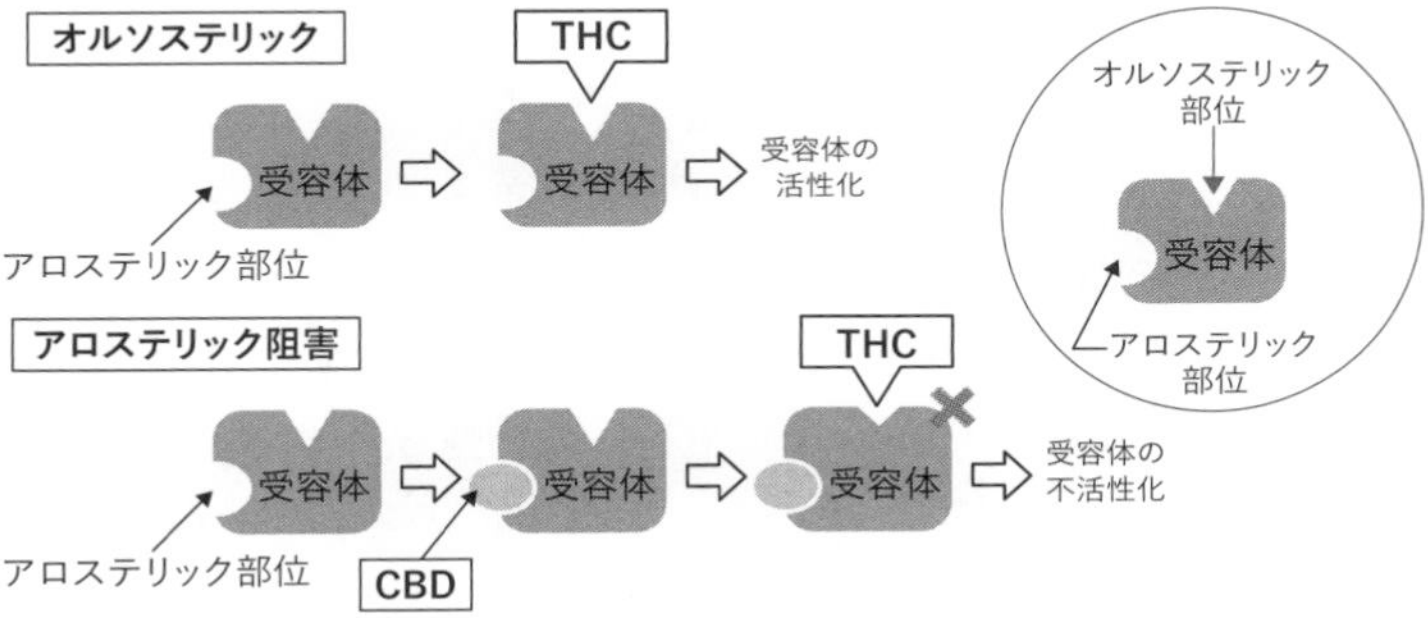

ＣＢ１受容体には２つの結合部位があり、ＴＨＣが主に結合する部位（オルソステリック部位）と、ＣＢＤや特定のテルペン及び他の分子が結合する部位（アロステリック部位）の少なくとも２つの結合部位が存在します。もしもマリファナのようにＴＨＣの含有量が多かった場合、ＴＨＣはＣＢ１受容体の主結合部位に結合することで向精神作用を表します。しかし、ヘンプのようなＣＢＤの含有量がＴＨＣよりもはるかに多い場合、ＣＢＤがＣＢ１受容体のアロステリック部位に結合します。これによってＴＨＣが結合できるはずだったオルソステリック部位に変化が生じて、ＴＨＣの結合する能力が低下します。これは、ＣＢＤがＴＨＣの効果やＴＨＣの副作用を調整するメカニズムの１つと言われています。（※65）

海外のＣＢＤ製品はＴＨＣも含まれており、ＣＢＤとＴ

HCの含有比率もCBD：THC＝18：1のものから1：1のものまでさまざまに存在します。その場合には、個人ごとの摂取量決定に影響を与える可能性があるため、大切な点とされています。日本の場合には、THCを検査した際に検出されてはいけないという法律があります。しかし、もしも検査では検出されなくても容器内に検出限界以下の微量が含有されていたとしても、このメカニズムを知っていればTHCよりもCBDの濃度がはるかに高い日本製のCBD製品を用いることになりますので、THCの向精神作用はかなり低いと言えるでしょう。またCBDは他の受容体に直接的に作用して、生体反応に対してはたらきかけることで多種多様な役割を果たすとされています。

【知られているCBDとその他の受容体との関連性】

■GPR-55受容体

GPR-55受容体は、脳や副腎、すい臓、小腸などに存在しています。炎症性や神経因性の疼痛、消化管機能の調整に関係すると考えられています。CBDは、GPR-55受容体に対してブロックする作用としてはたらき骨密度を増加させ、がんの増殖を抑制すると考えられています。(※66)(※67)(※68)(※69)(※70)(※71)

■TRP受容体

温度感受性(TRP)受容体は、知覚神経の細胞膜で強く発現しており、温度だけでなく多くの化学的・物理的刺激を感受するセンサーとして多様な生体機能に関わっています。CBDはTRPV1受容体に結合すると痛みや炎症反応を減少させます。(※72)(※73)

■核内受容体PPAR受容体

ペルオキシソーム増殖因子活性化受容体(PPAR)は、細胞の核内に受容体が存在しておりα・β・γの3つのサブタイプがあります。CBDは、PPARγに結合して抗炎症作用をもたらします。またＰＰＡＲαに対してはＣＢＤが直接作用するのではなく、ＣＢＤがＦＡＡＨ（脂肪酸アミド加水分解酵素）を阻害します。それによって、エンドカンナビノイドのアナンダミドの分解を抑制します。その後、シナプスでのアナンダミドの数を上昇させることでＣＢ１受容体に結合しやすくして神経保護作用をもたらすと考えられています。（※74）（※75）（※76）（※77）（※78）

■5‐ＨＴ受容体

セロトニン（5‐ＨＴ）受容体は1～7まで7種類のサブファミリーと14個のサブタイプが存在しています。ＣＢＤは5‐ＨＴ１Ａ受容体に結合し、シナプスでのセロトニンとグルタミン酸の数を上昇させることでうつ病や不安症を改善するとされています。（※79）（※80）（※81）

■アデノシン受容体

アデノシン受容体は、Ａ１・Ａ２Ａ・Ａ２Ｂ・Ａ３の４種類のサブタイプが存在しています。ＣＢＤはＡ２Ａ受容体を介して、アデノシンの細胞内への取り込みを阻害します。

【CB1受容体による逆行性シナプス伝達の仕組み】

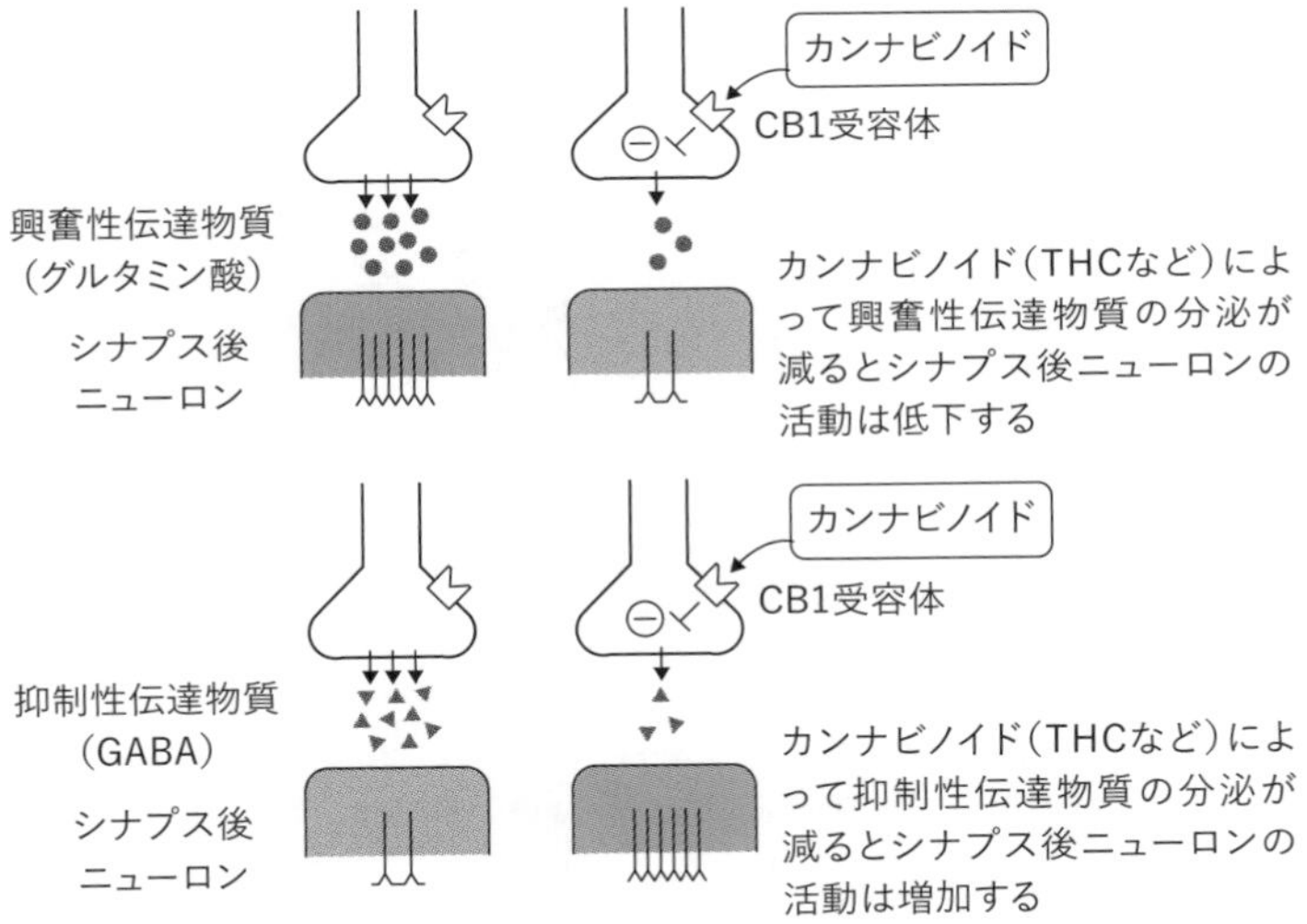

カンナビノイド
CB1受容体
興奮性伝達物質
(グルタミン酸)
シナプス後
ニューロン
カンナビノイド(THCなど)によって興奮性伝達物質の分泌が減るとシナプス後ニューロンの活動は低下する
カンナビノイド
CB1受容体
抑制性伝達物質
(GABA)
シナプス後
ニューロン
カンナビノイド(THCなど)によって抑制性伝達物質の分泌が減るとシナプス後ニューロンの活動は増加する

その後、血中のアデノシン濃度を上昇させ抗不安作用や心機能の改善に関与します。（※82）（※83）

■オピオイド受容体

オピオイド受容体は、中枢神経系に多く存在しており、モルヒネ様物質と結合することで鎮痛などの作用を発揮します。ＣＢＤは、オピオイドμ受容体とオピオイドδ受容体のアロステリック部位を介して、鎮痛作用を発揮します。（※84）（※85）

まだ研究段階のものも存在しますが、このようにＣＢＤの作用点はカンナビノイド受容体に限らず広くつながって存在しており、得られる反応も異なることが分かります。

最後に、ECSはCB1受容体を介して「逆行性シナプス伝達」を行うことで、多くの生体システムの過剰な刺激に対してブレーキをかける役割をしています。エンドカンナビノイドは、逆行性シグナル伝達をすることで免疫反応の抑制・炎症の抑制・筋肉の弛緩・血圧の低下・気管支の拡張・過剰に刺激された神経の正常化などを担う細胞内コミュニケーションを行う、唯一の神経伝達物質と言われています。(※86)

例えば、てんかんにみられる発作や特定の疾病では、神経への過剰刺激により、脳内が「電気信号の嵐」状態になっています。それをECSでは、CB1受容体を介して伝達される側の神経細胞に逆方向の信号を送らせることで、行き過ぎた刺激を鎮静化することができます。また、継続的にどこかに強い痛みがある場合にも、CB1受容体を介して痛みのある場所からの刺激を減らすことができます。(※87)

ＣＢＤのＥＣＳ内でもたらされる効果は、私たちの知る医薬品のように生体反応を完全に無くすのではなく、過度なものは弱めて、不足しているものは補うように常にホメオスタシスを維持しようと反応を調節してくれていることを知っていただければと思います。

ＣＢＤは、ＣＢ１とＣＢ２の２つのカンナビノイド受容体を介して、私たちの医療や健康・美容のセルフケアをサポートしてくれる成分として、日本はこれからではありますが、海外では既に注目を集めている理由とも言えます。

大麻草の生薬としての相乗効果「アントラージュ効果」

カンナビノイドの種類からＣＢＤに関連した薬理作用に関連した話をしました。これからＣＢＤ製品を使ってみたい気持ちが高まっている方には、もう１つＣＢＤに関連した効果に関連する話をいたします。それは、「アントラージュ効果」と呼ばれるものについてです。

私たちの日常にある薬には２つの種類が存在していることを皆さんはご存知でしょう

か？

1つは、私たちの身近にある近代西洋医学の発展による「単体成分医薬品」です。つまり、1つの成分だけを含んでいる医薬品のことを指しており、科学的なエビデンスが重要視されたもので私たちの現代医療の礎にもなっています。

もう1つが、漢方薬やハーブ療法のような「複合成分医薬品」です。薬には天然成分が利用されており、それが複数の植物や動物、鉱物などを掛け合わせてブレンドしてできた薬です。これには植物の生産地の品質によって成分の含有比率に違いがあります。そして、単体成分医薬品と相反してエビデンスはほぼなく、代わりに何千年前からの臨床経験による蓄積で成り立っています。例えば、漢方薬はさまざまな生薬をブレンドしており、構成生薬の量も処方によってある程度の統一感はありますが、単体成分医薬品に比べたら天然成分なので成分含有量はバラバラです。そして、漢方薬内の構成生薬を1つずつ引き抜いたりして、どの生薬が効果のメインの役割をしているのかの研究がされてきましたが、多くの結果が特定の1つの生薬を決定することや、さらに生薬に含まれる1成分に絞ることができていません。漢方薬は、多種多様な生薬の天然化学成分が体の中に入ることで、それぞれが効果をもたらし良い点は高め合い、欠点は補うような形で作用しています。

今までＣＢＤの単体成分としての話を多くお伝えしてきました。しかし、私たちが生活に取り入れる際には、ＣＢＤ製品を「単体成分」と捉えるのではなく、ＣＢＤがメインの大麻草による「複合成分」つまり生薬のような位置付けで使っていただきたいのです。この良い例として頻繁に挙げられる話が、カンナビノイド医薬品のマリノール（合成ＴＨＣ）の事例です。マリノールは、１９８５年にアメリカ食品医薬品局（ＦＤＡ）により承認を受けた合法の合成ＴＨＣ医薬品です。マリノールは、天然の大麻草の効果と比較して、不快感をもたらす過剰な鎮静作用や違和感があるとされ、結果的に患者には大変不評で当初の期待とは的外れな結果となりました。(※88) これはＣＢＤにも同様なことが言えることから、単体成分ではなく複合成分の１つとしてＣＢＤがあるにすぎないのです。

「アントラージュ効果」は、大麻草に含まれる「カンナビノイド」とさまざまな植物に共通して含まれ、芳香性にも関係する「テルペン」が複雑な科学的相互作用をもたらして起こる相乗効果による効能なのです。(※89) 相乗効果による効能の向上だけでなく、副作用軽減にも関係していきます。前項でＣＢＤの含有量が多ければＴＨＣによる副作用を減らすことができる話を少しだけしました。またＴＨＣの作用を部分的に増強させることも知られています。高濃度のＣＢＤを含む品種は、少濃度のＴＨＣのもつ鎮痛作用を増幅させますが、同時に不安、興奮や短期的な記憶障害も減少させます。（※90）そして、このような複合成分であるからこそＣＢＤの量を減らしてもＣＢＤ単体と同等またはそれ以上の効能を得ることも知られています。エビデンスが重要視される医療・健康・美容の領域ではありますが、安心安全を重視するのであれば「単体成分」よりも「複合成分」である方がリスクは減ることが証明されているように感じてなりません。

ここからは「アントラージュ効果」に重要な役割をもたらす大麻草のテルペンについてご紹介していきます。大麻草のテルペンは、約２００種類以上に及ぶと言われており、（※91）主に大麻草の開花した大麻草の花穂に存在する毛状突起（トライコーム）から分泌されます。この粘性樹脂は、植物化学成分（フィトケミカル）が多く含まれており、その１つの種類がテルペンで大麻草の匂い成分とされています。多くの植物は、テルペンを生成することで、自身の防御システムの一部としての役割を持っています。大麻草に含まれているテルペンの多くは、レモン・コショウ・ラベンダー・ホップや松などに含まれるものと同じ成分であることが知られています。このことから大麻草の品種別にカンナビノイドのもつ高揚感や鎮静作用を特定するには不適切であり、抽出物の含有テルペンの濃度や組成を元に、患者の心理状態にどんな変化をもたらすか見極めることが重要とする考えもあります。（※90）それに加え、カンナビノイドには、テルペンの血液脳関門への通過率増加を促す効果があるとされる研究もあるため、「アントラージュ効果」に重要な役割を果たすのを感じます。（※91）

【大麻草に一般的にみられるテルペン】

■ミルセン

大麻草に含まれる主要なテルペンで、大麻草のテルペンの最大65％がミルセンで構成されています。高いミルセン含有量は「インディカ」の品種に関連しています。ミルセンは、マンゴーやホップ・ローリエ・タイムなどにも含まれムスク系の香りがします。ミルセンは、その品種が眠気を引き起こすかどうかの重要な成分と言われています。高いミルセン含有量は、鎮静作用を助長し、筋弛緩、催眠、鎮痛、抗炎症作用も有しています。ＴＨＣの効果を増強させることも知られています。（※92）（※93）（※94）（※95）

■リモネン

リモネンは、大麻草に含まれる2番目に豊富なテルペンで「サティバ」の品種に関連しています。リモネンは、レモンやグレープフルーツなどのかんきつ類にも含まれていて、家庭用の洗浄剤や化粧品にもよく使われています。抗うつ作用、乳がん細胞死滅、胆石溶解作用、気分の向上、胸焼けなどの胃酸逆流解消が知られています。（※92）（※96）（※97）（※98）（※99）

■ピネン

ピネンは、自然界で最も多くみられるテルペンであり、強い虫よけ効果があります。ピネンには、松の香りの元となっているα-ピネンとローズマリー、ディル・パセリのような香りをもつβ-ピネンの2種類があり、強力な気管支拡張作用、抗炎症作用、防腐作用、認知機能にも関与します。（※100）（※101）

■リナロール

リナロールは、ラベンダー、ベルガモットに豊富に含まれているテルペンで、フローラル系の香りがします。抗不安作用、ストレス軽減効果、抗けいれん作用があります。セロトニン受容体の伝達を増幅させるため抗うつ薬として用いられ、リラックス効果のある鎮静作用や睡眠障害に効果があります。（※92）（※102）（※103）

■βカリオフィレン

βカリオフィレンは、黒コショウ・オレガノ・クローブ・シナモンなどの植物に含まれており、スパイシーでウッディな香りがします。末しょうにあるCB2受容体に結合して作用することが科学的に知られていて、うつ病や不安症の動物モデルでは、βカリオフィレンがプラスの治療効果を発揮することが示唆されています。また胃の保護作用、特定の潰瘍への効果があり、炎症状態や自己免疫疾患の治療化合物として注目されています。（※104）（※105）

■フムレン

フムレンは、αカリオフィレンとも呼ばれ、βカリオフィレンと一緒に含まれていることが多く、ホップ・クローブ・バジルに含まれています。ビール特有のホップの香りの素

となっており、動物モデルでは抗炎症作用があることが示唆されています。（※106）

■オシメン

オシメンは、フルーティーでフローラルな香りと、湿った布の香りと表現されることがあります。このテルペンは、白血球の抗炎症作用、抗真菌作用、ＳＡＲＳウイルスへの効果を有しています。（※107）

■テルピノレン

テルピノレンは、松葉・ハーバルスウィート・アニス・ライムのような香りがします。他のテルペンのような鎮痛、抗炎症作用を持ちません。抗菌剤として作用して、白血球の抗酸化能力レベルを高めるはたらきがあります。またラットの脳細胞における抗ガン作用、マウス脳細胞における不眠症の効果も認められています。（※107）

■テルピネオール

テルピネオールは、爽やかなフローラル・シトラス・スパイスの香りがします。痛みと炎症を抑え、胃潰瘍を防ぎ、外用薬として使えば抗菌作用があります。また一番有名なのは、腫瘍のみを標的にして発揮する増殖抑制作用があります。（※１０９）（※１１０）（※１１１）（※１１２）

ハーブやアロマの説明にも出てくるような内容をご紹介しました。実践的にＣＢＤを用いる際には、アントラージュ効果を期待できる製品を選ぶことが大切になっていきます。大麻草の生育環境や抽出方法の違いによってもカンナビノイドの種類の比率と、テルペンの種類の比率が変わってしまいます。となれば、アントラージュ効果にも多少なりとも差が出てきてしまうのが理解していただけるかと思います。アントラージュ効果を気にした商品選びのポイントは、次の第３章でご紹介させていただき、自分の得たい効果に近い製品を購入するのに役立てばと思います。

CBDはさまざまな疾患と結びつく「臨床エンドカンナビノイド欠乏症」に対処する

エンドカンナビノイドシステム（ECS）という私たちの生体内のホメオスタシスに関係する機構を補助する機構が見つかったことで、新たな不調や疾患、治療の関与が検討されるようになりました。

2003年にイーサン・ルッソ博士によって、初めて「臨床エンドカンナビノイド欠乏症」の存在を提唱されました。（※113）ECSのはたらきを機能させているエンドカンナビノイド・カンナビノイド受容体・合成分解を行う酵素に関係する3つのバランスを「エンドカンナビノイド・トーン」と呼んでいます。体はエンドカンナビノイド・トーンを調整するために、エンドカンナビノイドの量を過不足なく調節しています。このように私たちのエンドカンナビノイドも、ホメオスタシスの3本柱である自律神経系に関係する「神経伝達物質」、内分泌系に関係する「ホルモン」、免疫系に関係する「サイトカイン」と同じように体内で調節がうまくいかなくなると分泌による過不足が起こります。この結果、私たちは不調が生じて時間が経つにつれて病気へと進行していきます。CBDは、臨床エンドカンナビノイド欠乏症によって何かしらの理由で生体内の調整が行き届いていないＥＣＳのエンドカンナビノイド・トーンを調整するために、対処療法的にカンナビノイドを補うことで効果を発揮します。

ＥＣＳのバランスの乱れが起きてしまう理由は、不適切な食時や睡眠、運動不足、慢性的なストレスです。これらは、臨床エンドカンナビノイド欠乏症にかかわらず、多くの医療・健康・美容に精通した専門家によって言われてきている、私たちが元気に生きるために必要な日常での改善ポイントばかりです。臨床エンドカンナビノイド欠乏症を改善させるには、ＥＣＳを健やかに保つためにＣＢＤなどのカンナビノイドを補うだけでなく、食事や運動・睡眠・生活リズム・マインドセットなどＥＣＳを健全に保つライフスタイルに変えていく必要があります。

臨床エンドカンナビノイド欠乏症に関連する疾患として知られているのは、てんかん・不安症・うつ病・心的外傷後ストレス障害（ＰＴＳＤ）・統合失調症・自閉症・アルコール依存症・アルツハイマー病・パーキンソン病・片頭痛・線維筋痛症・過敏性腸症候群・月経困難などさまざまな不調と疾患でエンドカンナビノイドの不足が多くの研究によって結びつけられるようになりました。（※１１４）

臨床エンドカンナビノイド欠乏症において、ＣＢＤがもたらす効果について不調に関連する作用を絡めてお伝えさせていただきます。

■ＣＢＤの精神的ストレス軽減作用

ストレスには、気温や湿度・騒音・放射線・電磁波などの物理的ストレス、添加物・酸素・医薬品などの化学的ストレス、疲労・睡眠不足・感染症などの生理的ストレス、緊張・不安・興奮などの精神的ストレスがあります。（※１１５）

私たちは、短期的なストレスなら問題はないですし、特に精神的なストレスは私たちを成長させるのにも役立っています。しかし、慢性的なストレスが継続すると体内の多くの生体システムに影響を与え始めます。ＥＣＳも同様に長期的な乱れにつながっていき、健康に重大な影響を与えてしまうことが知られています。特にＥＣＳは精神的ストレスに重要な調節機構であることが分かっています。いくつかの研究では、私たちが精神的ストレスにさらされると、エンドカンナビノイドのアナンダミドが低下し、２-ＡＧが増加することが示されています。このことから、アナンダミドの低下が精神的ストレスの反応に関与していることが明らかになっています。（※１１６）

ＣＢＤは、精神的なストレスにさらされた後に、ストレスに対する体の反応を制御する視床下部―下垂体―副腎系（ＨＰＡ）軸を活性化させます。ＥＣＳは、精神的なストレスによるＨＰＡ軸の活動を制限して回復させるはたらきをしており、ストレス過多になると分泌される副腎からのコルチゾールを低下させます。ＣＢＤは、精神的なストレスの多い状況での適応力を高めてくれるはたらきを補います。臨床エンドカンナビノイド欠乏症によってＥＣＳのはたらきがうまく機能しないと、うつ病やＰＴＳＤなど、ストレスに関連する精神疾患の脆弱性に関与している可能性があるといわれています。目に見えない精神的なストレスによる緊張や不安にさらされやすくなっている現代では、臨床エンドカンナビノイド欠乏症になっている方も多いと考えられます。（※117）

■ＣＢＤの抗炎症作用

炎症反応は、免疫による反応であるため、私たちの体にとってはなくてはならない反応の1つです。炎症反応にも急性と慢性の2種類の炎症反応があります。急性炎症反応は、発熱・痛み・発赤が一時的に生じて、そのうち役目が終われば消える反応を指しています。しかし、慢性炎症反応は、定期的に反応があり、かつ私たちが知らないうちに体内で継続的に炎症反応が起きている場合があります。目立った症状にならない小さな炎症が蓄積していくことで不調へとつながり、また多くの疾患の原因となっていることが知られています。

臨床エンドカンナビノイド欠乏症の際にも、過度な炎症反応の火種を抑えることができていない状態が続いていくことになります。CBDは、ECSのエンドカンナビノイドを補うことで、CB2受容体を介して炎症誘発性のサイトカインの産生を抑え、抗炎症作用のあるインターロイキンの産生を増加させます。その結果、痛みの強さや炎症反応を軽減させることになります。（※118）またCBDには抗酸化作用があり、体内の炎症反応や老化、疾患にも関連している酸化ストレスに反応して免疫の炎症と抗炎症のバランスを調節するはたらきをもっています。（※119）臨床エンドカンナビノイド欠乏症は、体内の酸化ストレスにさらされやすい状態になっているとも言えますので、CBDがこの不足を補ってはたらきます。

臨床エンドカンナビノイド欠乏症は、私たちの病気手前の不調とのつながりが深く、病気を予防していく観点から見ても重要なことだと分かります。CBDを生活に取り入れていくことが、臨床エンドカンナビノイド欠乏症の予防となり、未来の元気な自分への自己投資になっていくことでしょう。

第3章

「CBD」の効果を感じるための使い方

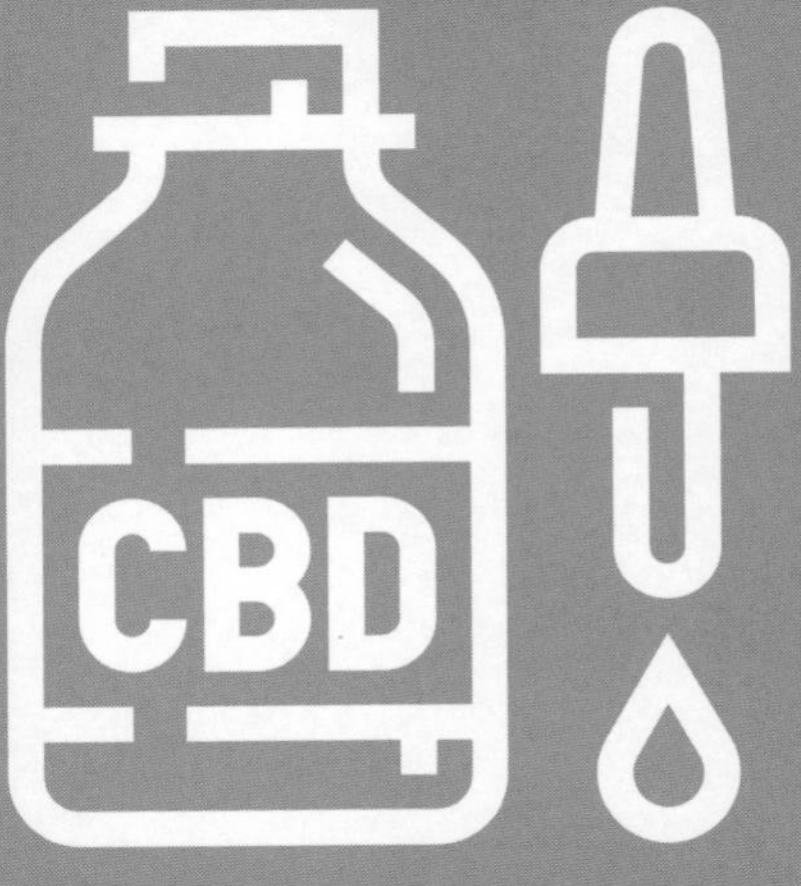

3種類のCBDオイル

ここでは、いよいよCBD製品を実際に扱っていく際の内容についてお伝えしていきます。日本でのCBD市場で一番多く流通している製品が「CBDオイル」です。これは、ヘンプ抽出物であるCBDを扱いやすい濃度別に希釈してある製品のことを指します。アロマの話に例えると、精油と呼ばれるアロマオイルの原液があり、そこにキャリアオイルと呼ばれる濃度を薄めるための油を使って、精油の濃度を調整してマッサージオイルとして使うものと似たイメージになります。食用で売られているココナッツオイルやオリーブオイルのように搾りたてのものがそのまま入っているわけでないので誤解がないようにお伝えいたします。またヘンプシードオイル（ヘンプオイル）とCBDオイルは、別物になります。ヘンプシードオイルは、大麻草の種子から抽出した油で、どちらかというと搾りたてをそのまま商品としています。しかし、ヘンプシードオイルには、CBDだけでなくカンナビノイドがほぼ含まれていません。理由は第1章でも触れましたが、CBDは大麻草の花穂や葉に多く存在する毛状突起（トライコーム）から分泌される樹脂から採取されるからです。どちらも採取される場所が違いますし、ＣＢＤオイルは樹脂を抽出するイメージになります。

大麻草から抽出されたヘンプ抽出物を用いて製品化されているＣＢＤオイルには、「アイソレート」「ブロードスペクトラム」「フルスペクトラム」の3種類が存在しています。この違いを明確に理解していただくことで、取り入れる際に自分に適したＣＢＤオイル選びの役に立ちます。また同じ種類の製品でも作られ方に多少違いがありますので、そのあたりもお伝えしていこうと思います。

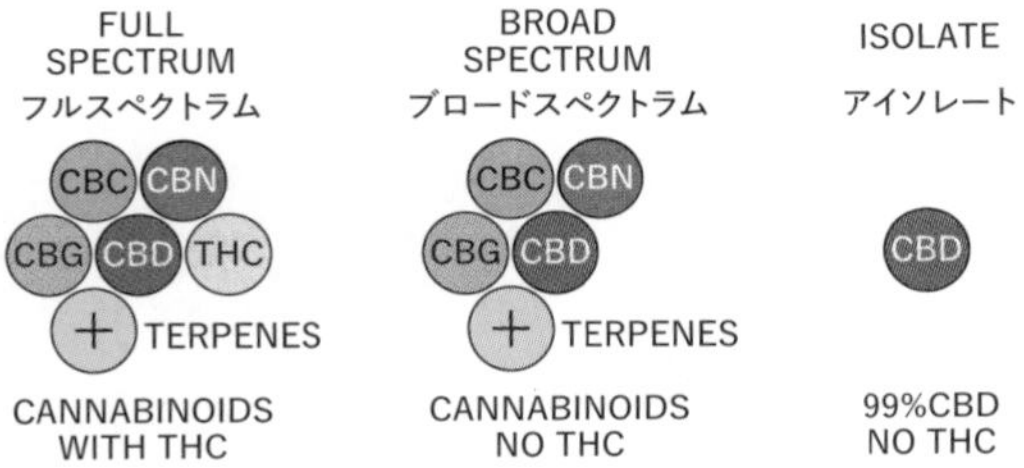

■アイソレートＣＢＤオイル

大麻草の植物由来成分のうちＣＢＤのみを含む製品のことを指しています。アイソレートＣＢＤオイルを用いた製品は、ＴＨＣが含まれていない「ＴＨＣフリー」になっているため、向精神作用による気分の高揚感が生じることはありません。そのため、体内に微量のＴＨＣが検出されることを防ぐことができます。日本の場合は、法改正まではＴＨＣフリーのヘンプ抽出物を使うため製品による検出の可能性は低くなっておりました。

アイソレートＣＢＤオイルは、まだ大麻草に含まれるＣＢＤ以外の他のカンナビノイドやテルペンなどの植物由来成分について不安がある方に向いています。またスポーツ業界では、アスリートが緊張を和らげたり、使った筋肉を癒やしたりする目的でＣＢＤを用いるようになりました。以前から、アンチドーピングで競技時に禁止されている物質の中にカンナビノイドが含まれていますが、東京五輪２０２０大会では、ＣＢＤに関しては、ドーピングから外されることになりました。（※１１９）そのため、スポーツをされている方が好んで使います。

また、アイソレートＣＢＤオイルの製造方法には大きく分けて2パターンあります。

１つ目は、大麻草からヘンプ抽出物を採取して、さらにＣＢＤのみを抽出して結晶やパウダー状にします。それを濃度にあった量を計測してキャリアオイルで溶かして製品化する方法です。ＣＢＤの結晶やパウダーを用いますので、ＴＨＣが入る心配もないということです。

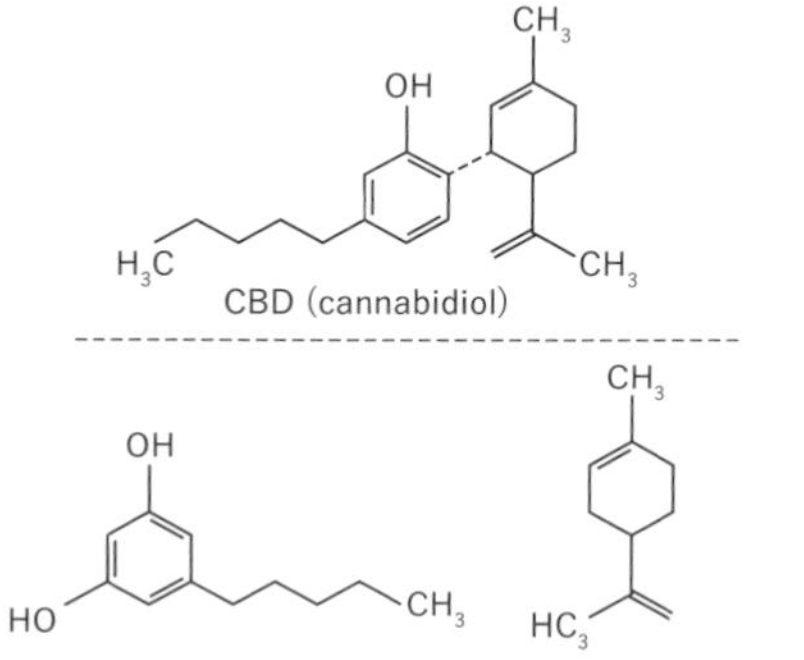

CBD (cannabidiol)

Olivetol (オリベトール)　Limonene (リモネン)

2つ目は、大麻草ではなく、オレンジやホップの成分を使って化学合成して作った「合成CBD」を用いて、アイソレートCBDオイルにする方法です。特に有名なのがオレンジの皮に豊富に含まれているテルペンである「オリベトール」と「リモネン」を化学合成させてくっつけたものです。(※120)天然CBDと合成CBDで効果に差があるのかは、まだ不明なところもあるようです。しかし、こちらは大麻草を使っていないので、CBDに興味はあるけど大麻草に不安がある方に好まれているようです。

アイソレートCBDオイルは、CBDのみを摂取できる利点がありますので、安心してCBDの効果を感じられると言われています。しかし、皆さんには第2章で、CBDを取り入れる際に大切なのは、生薬として捉えることとお伝えしました。アイソレートCBDオイルの欠点は、アントラージュ効果が期待できないことです。医薬品のような単体成分のみの製品となってしまうので、同じ量のCBDが含まれていても複合成分で得られる相乗効果はありません。しかし、日本でＣＢＤオイルを用いている医師らによれば、キャリアオイルにヘンプシードオイルを使用したアイソレートＣＢＤオイルであればアントラージュ効果を感じると言われています。（※１２１）

■ブロードスペクトラムＣＢＤオイル

大麻草の植物由来成分のうちＣＢＤだけでなく、大麻草に含まれるカンナビノイド、テルペン、フラボノイドなどの植物化学物質（フィトケミカル）を含む製品のことを指します。大麻草の全成分のうちＴＨＣだけを一切含まないものがブロードスペクトラムＣＢＤオイルとして製品化されています。しかし、海外の場合はＴＨＣが0.3％以下であればＴＨＣが含まれていても問題ありません。日本でも法改正によって、大麻草としての形状を有していない製品に対してＴＨＣの残留限度値を設けたことで、基準値以下で含まれる可能性はあります。

ブロードスペクトラムＣＢＤオイルの製造方法は、ヘンプ抽出物からＴＨＣのみを抜いた液体または結晶やパウダー状にしたものを用いてキャリアオイルと混合して製品化する方法があります。ブロードスペクトラムＣＢＤオイルを選択することで、ＴＨＣフリーな状態でアントラージュ効果を得ることができます。しかし、ブロードスペクトラムＣＢＤオイルでもうまくアントラージュ効果が期待できない可能性があります。その理由は、ＴＨＣを抜いていく際にテルペン、フラボノイドなどのフィトケミカルが吸着してしまって濃度が下がってしまう場合があるからです。フィトケミカルの濃度は、オイル中の色調の変化からも知ることができます。大麻草からの抽出物の濃度が高いほど色は濃くなり、加工や希釈を行うことで濃い茶色から濃い緑色、黄金色、薄い黄色へと変化していきます。アントラージュ効果は、ＣＢＤオイルに含有するテルペン類などの量、質、種類によって多種多様な効果が発現します。キャリアオイルで希釈された状態では分かりにくいので、製品の品質表示からの確認が必要になります。

■フルスペクトラムＣＢＤオイル

大麻草の植物由来成分のうちＣＢＤだけでなく、大麻草に含まれるＴＨＣ、マイナーカンナビノイド、テルペン、フラボノイドなどの全草の植物由来成分を含む製品のことを指します。大麻草の全成分を含むものをフルスペクトラムＣＢＤオイルとして製品化したものです。こちらは、海外と日本では製品の違いがありますので分けて説明いたします。

海外で販売されているフルスペクトラムＣＢＤオイルは、大麻草の全草による植物由来成分を含む製品のことを指します。本来のマリファナやヘンプに最も近い治療特性をもっているＣＢＤオイルと言われています。大麻草に含まれる全ての成分と相互作用する本来のアントラージュ効果を得ることができます。しかし注意点もあり、フルスペクトラムＣＢＤオイル製品の中でも、原料が「マリファナ」か「ヘンプ」かによってＴＨＣの含有量には大きな違いが生じます。第1章でもお伝えしていますが、ＴＨＣが0.3％を超えれば「マリファナ」とみなされ、ＴＨＣが0.3％以下であれば「ヘンプ」とみなされます。フルスペクトラムＣＢＤオイルは、ＴＨＣとＣＢＤの比率によって効果の違いもあるため注意が必要です。

法改正によってＴＨＣは、より規制が高まりましたので今後もＴＨＣを含むフルスペクトラムＣＢＤオイルは、日本では存在しないことになります。一部の企業によっては、ＴＨＣフリーのフルスペクトラムＣＢＤオイルという表記がされている場合もありますが、海外で販売されているものとは別物です。つまり、日本でのフルスペクトラムは、ブロードスペクトラムと同じものを指します。

ＣＢＤオイルを3種類ご紹介しましたが、日本で圧倒的に多いのはブロードスペクトラムＣＢＤです。そして、まだ製品の記載ルールが不完全なところがありますので、皆さんが手に取る際にはこの3種類のどれを使って製品化したものか記されているものを選ぶようにしましょう。

ここからは、一般的なＣＢＤオイルのキャリアオイルについても触れていこうと思います。私がＣＢＤオイルについて臨床カンナビノイド学会や臨床ＣＢＤオイル研究会の教育プログラムをはじめ、日本にあるＣＢＤ関連書籍で学んだり、実際にＣＢＤオイルを使ってみたり、または他の方に試してみたりして気になったのがこのキャリアオイルの違いについてです。皆さんがＣＢＤオイルを取りいれていただく際に、先ほどの3種類の違いに加えて、気にしていただけたらと思います。

ＣＢＤオイルはヘンプ抽出物をキャリアオイルで希釈してできたものが製品化されている話をさせていただきました。ＣＢＤなどのカンナビノイドやテルペンなどのフィトケミカルは、脂溶性物質であることからオイルで希釈して製品化されます。また、脂溶性物質と希釈することで体内の吸収率が上がるため、ＣＢＤは脂溶性物質との相性がいいです。

日本でよく用いられているキャリアオイルは、中鎖脂肪酸（MCT）オイル・オリーブオイル・ヘンプシードオイル（ヘンプオイル）の3種類が最もよく用いられています。CBDブランドによっては数種のキャリアオイルをブレンドしている場合もあります。

■中鎖脂肪酸（MCT）オイル

MCTオイルは、最近の健康・美容ブームでもよく見かけるようになったオイルの1つで、ケトジェニックダイエット（糖質制限ダイエット）で注目されました。脂質は、長さの異なる3種の脂肪酸で構成されています。脂肪酸の鎖の長さは、それを構成する炭素原子（C）の数によって決まり、短鎖脂肪酸（C2〜5）、中鎖脂肪酸（C6〜12）、長鎖脂肪酸（C13以上）と分類されています。私たちにおなじみのオリーブオイルや、大豆油などの植物油やバターやラードの動物性油脂に含まれる脂肪酸のほとんどが長鎖脂肪酸です。

MCTオイルは、ココナッツやパーム由来のオイルで、カプロン酸（C6）、カプリル酸（C8）、カプリン酸（C10）、ラウリン酸（C12）などの中鎖脂肪酸でできています。中鎖脂肪酸は、比較的短い構造をしていることで、私たちの体内で細かく分解する手間が省かれており、体内でも脂肪として蓄積されにくく、エネルギー源になりやすいことで人気のあるオイルです。これによって、消化管に早く吸収される特性を持っており、吸収速度が早いことでＣＢＤが効率的に吸収されやすくなっています。（※１２３）他にも、ＣＢＤオイルを製品化する際に、ＭＣＴオイルは酸化しにくく、高い溶解度を持っているとされＣＢＤを高用量溶かすことができる利点があります。味はほとんどないため、フレーバー入りのＣＢＤオイルとして販売している製品もあります。

気をつけていただきたいこととして、ＭＣＴオイルはココナッツオイルやパームオイルと違って、ＭＣＴのみを抽出しているため、高度な処理が施されています。他のキャリアオイルと比べて、抗酸化物質やオイル特有の有効成分が含まれていません。また消化吸収が速いという特徴から、一度に多量のＭＣＴオイルを摂取すると腹痛やお腹が緩くなってしまうこともあります。ＭＣＴオイルに慣れていない方は、まずはＭＣＴオイルだけを試してみてからが良いかもしれません。（※１２４）

■オリーブオイル（エキストラバージン）

オリーブオイルは、最初は健康的な食事法として知られた地中海式食事法で注目を集めたオイルです。オリーブオイルは、オレイン酸が主成分のため、オメガ９系の脂肪酸で構成されています。一般的には料理に使用されますが、酸化しにくいことからキャリアオイルとしても優れています。オリーブオイルは豊富なフィトケミカルを含んでおり、ビタミンE・クロロフィル・オレウロペイン・β-シトステロールなどの抗酸化物質があります。オレウロペインは抗酸化力が大変高く、血中コレステロールの酸化を防ぎ、動脈硬化などの血管系の疾患を予防する研究報告もあります。（※125）β-シトステロールは、コレステロールの吸収を阻害する作用があるとされ、特定保健用食品の有効成分としても利用されています。（※126）

オリーブオイルは、主に長鎖脂肪酸で構成されているため、分解には時間がかかりますが消化管でのCBDの吸収効率は高まります。豊富な栄養素が含まれていることから、他のキャリアオイルと比較して溶解度が低く、CBDや他のカンナビノイドを高用量溶解することは難しいと言われています。そのため、低濃度のCBDオイル製品で用いられ、豊富な栄養素を持つため他のキャリアオイルとブレンドで用いられます。オリーブオイルは、独特な苦味もするため、食用のオリーブオイルが苦手でなければ使ってみましょう。

■ヘンプシードオイル（ヘンプオイル）

ヘンプシードオイルは、大麻草の種子から抽出されたオイルで、カンナビノイドやテルペンは含まれていません。しかし、食用として栄養素が豊富に含まれているため好んで用いる方もいます。ヘンプシードオイルには、ビタミンＥやリン・カリウム・ナトリウム・マグネシウム・硫黄・カルシウム・鉄・亜鉛といったミネラル成分もバランス良く含まれています。それに加えて、オメガ６系脂肪酸とオメガ３系脂肪酸が３：１と食事摂取基準の理想的な比率で構成されています。

前項でもお伝えしましたが、大麻草由来の組み合わせであることもあって、ＣＢＤオイルのキャリアオイルをヘンプシードオイルにすることで、アントラージュ効果をより感じやすくなると言われています。こちらも豊富なフィトケミカルなどの植物由来成分がオイルに混ざっているため、ＭＣＴオイルよりも溶解度が低く、高濃度のＣＢＤオイルには適していません。またＭＣＴオイルやオリーブオイルと比べて、酸化しやすい油で構成されていますので冷所保管することが求められ、購入する際にも小さい容量がおすすめです。

	MCTオイル	オリーブオイル	ヘンプシードオイル（ヘンプオイル）
メリット	●体内の吸収効率がよい ●高濃度の製品に向いている ●無味 ●製品が安価	●豊富なフィトケミカル	●豊富なフィトケミカル ●理想的な脂肪酸の比率
デメリット	●栄養成分はない ●摂取量によって腹痛やお腹が緩くなる	●苦味がある ●高濃度の製品には向かない	●苦味がある ●酸化しやすい ●高濃度の製品には向かない ●製品が高価
オススメ対象者	●健康管理 ●美容	●健康管理 ●美容	●不調で悩んでいる ●アントラージュ効果を確実に感じたい
備考	●常温保管 ●開封後2ヶ月以内	●常温保管 ●開封後2ヶ月以内 ●エキストラバージンであること	●冷暗所保管 ●開封後冷暗所で2ヶ月以内

3種類のCBDオイルとそれを構成するキャリアオイルの違いについてお伝えしました。このCBDオイルを用いて、CBD製品の幅が広がっており、サプリメント・食品・化粧品・クリームやバーム・ベイプなどいろいろな製品が存在しています。製品表示を読む際にも役立ちますので覚えておきましょう。

CBD製品の代表的な投与ルートと効果の違い

ここでは実際に販売されているさまざまなCBD製品について紹介しながら、その効果の違いについてお伝えします。CBD製品を試してみたけど効果を感じられない方の中には、もしかするとCBD製品ごとの使い方を理解していないケースがあるのではと私は思いました。

皆さんは、今までに薬や健康・美容のためにサプリメントを服用した経験があると思います。治療のために投与された薬や健康・美容のためのサプリメントが、どれくらい体の中に入って、薬であれば効能が、サプリメントであれば不足した栄養などが補われるか意識したことがありますか？

薬剤師は、「薬物動態」という投与された薬が効能を発揮するのにどれだけ体内で薬が吸収・分布・代謝・排泄されるかを知ることで薬の用量を調節する考え方があります。最近では、体のメカニズムにあった栄養の摂取を行う「分子栄養学」でも血液検査から不調に関係する栄養素を把握して食事を考え、治療に用いるサプリメントを検討して栄養を補

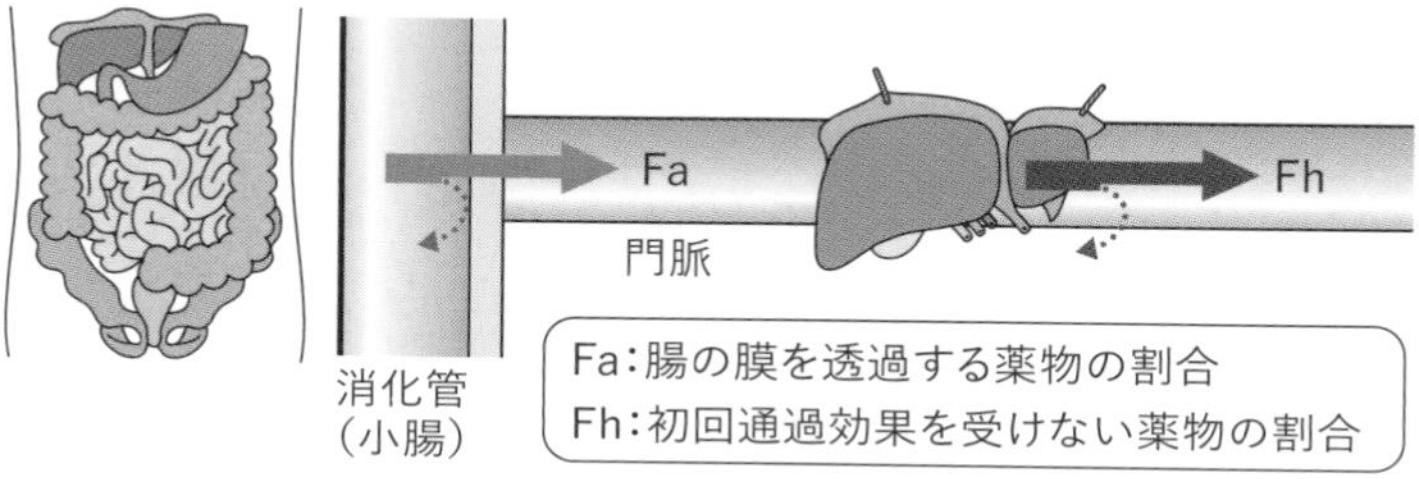

う療法も存在しています。

　薬や食事・サプリメントの栄養も口に入れたものがすべて体内に吸収されるわけではありません。体内でこのような成分が吸収され利用されるには、体内にさまざまなバリア機能が存在しており、バリア機能の個人差にも影響してきます。体内にあるバリア機能の1つ目は「腸の粘膜」の透過率です。体内へ吸収される際に一番初めに通らなければならない関門です。まずここで腸から吸収されるものと吸収されないものに分けられます。その次に、門脈と呼ばれる血管を通過した先にある2つ目のバリア機能は肝臓にある代謝酵素による化学物質の代謝・不活性化を行う「初回通過効果」です。ここでさらに、代謝・不活化されて排泄されてしまうものと、影響を受けないで残るものに分かれます。最終的に、2つの関門を超えた物質のみが私たちの体に影響を与えることができます。この「口から体内へどれくらいの薬や栄養素が利用されるか」を表す言葉を「バイオアベイラビリティ（生物学的利用能）」と呼んでいます。体内の場合には、「腸の粘膜を透過する割合×肝臓の初回通過効果を受けない割合＝バイオアベイラビリティ」となります。例えば、バイオアベイラビリティが10％であれば、10㎎のＣＢＤオイルを口から取り入れたら、1㎎が体内で効果をもたらし、残りの9㎎は活かされることなく排泄されるという意味です。私たちの薬やサプリメントだけでなく食事に含まれる栄養素も、たくさん体内に入れたからといって全部が吸収されるわけではなく、この腸の粘膜と肝臓の初回通過効果をくぐり抜けられた分だけが体内で必要な役割を果たします。ＣＢＤにも同様なことが起こるため、ＣＢＤ製品ごとに吸収されるルートの特徴を知らないと、いくら取り入れたとしても本来の効果を得られないことがあります。（※127）

これから紹介する日本にある代表的な4種類の製品の特徴を説明しながら、それぞれの使い方や作用発現時間、効果持続時間、バイオアベイラビリティの数値を示します。まだデータとしてばらつきはありますが、臨床カンナビノイド学会、臨床ＣＢＤオイル研究会の教育プログラム、その他書籍、文献をもとにまとめた内容を参考に掲載させていただきます。

そして、CBDの効果は個人差が大きいことが知られています。イスラエルの自閉症に対する臨床試験では、同じ症状を改善されるのに必要なCBDの量が多い人と少ない人で20倍の差があったと報告されています。（※128）このような結果から、個人差は20〜30倍はあると言われていますので、自分のCBD適正量を知ることが求められます。その日のCBD摂取量や次の摂取まで空ける時間などを自己管理していくことで適正量を知る助けになります。そのためにも、代表的な4種類の製品の特徴を知ることが必要になってきます。

■食用オイルタイプ

CBDオイルといえばこのタイプにあたります。瓶とスポイトが一体化していて滴下するタイプの製品で日本でも多く流通しています。CBDオイルの携帯性や保存のしやすさ、スポイトに目盛りが付いている場合には摂取量の管理のしやすさから選ばれています。CBDオイルの使い方には2パターンあり、舌下または口腔粘膜に滴下して使う方法と、飲料に添加して使う方法になります。しかし、この2つのパターンには、作用発現時間や効果持続時間、バイオアベイラビリティに大きな違いがあります。そのため、CBDオイルを使う際に推奨されているのは、舌下または口腔内に滴下して舌でなじませて飲み込まずに2~3分待つやり方です。もう1つのそのまま飲み込んだり、飲み物に入れて摂取したりする方法は、先ほどお伝えしたバイオアベイラビリティの影響を強く受けます。舌下またはは口腔内では、腸や肝臓を通過しないことからバイオアベイラビリティの影響を減らすことができます。

これにより実際に体内で活かせるCBDの量が、飲み込んだときよりも多くなります。これを知らずに、MCTオイルやオリーブオイルのように食べ物に混ぜて使うやり方が既に浸透していることもあって、CBDオイルも同じように使っていた方もいたのではないでしょうか？　それでなかなか効果を感じないのであれば、もっと摂取する用量が必要だったということになります。ここでは、本来の舌下または口腔内でとどめた場合の作用発現時間や効果持続時間、バイオアベイラビリティを記載します。経口摂取で飲み込んだ場合は、次のカプセル・食品タイプの方を参考にしてみてください。

●作用発現時間：最短1分~最長15分

●効果持続時間：最短2時間〜最長9時間
●バイオアベイラビリティ：最小6％〜最大20％

■カプセル・食品タイプ（エディブル）

ＣＢＤオイルをもっと取り入れやすい工夫をした結果、カプセルに詰めたり、アメ・グミ・クッキー・チョコレートなどの油が必要な食品に混ぜたりしたものがあります。このような製品を「エディブル」と呼んでいます。エディブル製品の良さは、包装ごとに投与量があらかじめ決まって充塡されているので、ＣＢＤの正確な摂取が可能になります。ここでまたバイオアベイラビリティの話になりますが、腸の粘膜や皮膚は脂溶性物質を通しやすく水溶性物質を通しにくい性質を持っています。そのためＣＢＤオイルは脂溶性物質なので経口摂取する際には、空腹時または脂肪分の多い食事と同時に摂取した場合に吸収率が上がり、バイオアベイラビリティが4倍になり、最高血中濃度到達が2.5時間遅くなったことで持続性が増した報告があります。（※１２９）（※１３０）

エディブルの注意点として、舌下または口腔粘膜からの吸収よりも、消化管での吸収では作用発現までに時間がかかりますので、効果がないからと過剰摂取せず時間まで待ちましょう。また海外では砂糖を多く使用したお菓子が多く販売されている傾向があるため、糖尿病患者の合併症を引き起こす可能性があることが知られています。食品と言ってもあくまでもサプリメントの意味での食品なので、美味しいからとたくさん食べるのは禁物です。食事に関連する生活習慣病がある場合には、食品ではなくCBDオイルのカプセルを選択しましょう。

- 作用発現時間：最短30分〜最長2時間
- 効果持続時間：最短6時間〜最長9時間
- バイオアベイラビリティ：最小4％〜最大20％

■バーム・外用オイルタイプ（トピカル）

CBDオイルを混ぜ込んだバームや外用オイルタイプの製品が存在し「トピカル」と呼ばれることもあります。CBDを経口摂取するのではなく、皮膚からの経皮吸収を行うことでCBDの効果を局所的に作用させることができます。CBDオイルを混ぜ込んだバームやロールオンを用いることで、一般的には頭痛・片頭痛・生理痛などの鎮痛効果、肌の紫外線、ニキビなどによる炎症を抑える、運動後の筋肉痛予防策として日常的に使用できます。また作用が、局所的なので体内に吸収されて作用しないことから向精神作用の心配はないとされています。

●作用発現時間：最短60秒〜最長15分
●効果持続時間：最短30分〜最短４時間
●バイオアベイラビリティ：なし（体内に入らないため）

■吸引タイプ

ＣＢＤオイルを気化させて電子タバコのように吸引して取り入れる製品です。ＣＢＤを肺から吸収するため吸収率が高く、バイオアベイラビリティの影響を減らすため、すぐに効果が実感できます。ＣＢＤオイルの量も極小量のレベルまでコントロールできるため、急速に生じた緊張や不安などの精神症状、突然の痛みなどへの対処として用いられます。しかし、まだ加熱による気化に関しての安全性に疑問の声も多数あること、吸引方法によっても効果に違いがあるため、禁煙としてのタバコの代わりや上級者向けの使用になりそ

	食用オイル	カプセル・食品	バーム・外用オイル	吸　引
吸収ルート	舌下・口腔粘膜	経口	経皮	肺
作用発現時間	最短1分	最短30分	最短60秒	即時
効果持続時間	最長9時間	最長9時間（空腹時・脂肪分多い食後で2.5時間延長）	最短4時間	最長3時間
バイオアベイラビリティ	最大20％	最大20％（空腹時・脂肪分多い食後で4倍）	なし	最大56％（吸引法による）

うです。

- 作用発現時間：即時〜最長30分
- 効能持続期間：最短45分〜最長３時間
- バイオアベイラビリティ：最小２％〜最大56％

このような製品ごとに違いがあることから、確かな効果を得るためには使用法を知ることが大切になってきます。またCBDの摂取量に関しては個人差が大きいので細かい基準というものは存在していません。皆さんがどんな目的で使うのか明確にしていただき、時間はかかりますが自身の体調の変化と適量を探っていくことが大切になっていきます。

ＣＢＤをはじめて使うときの手順

ここからは実際にＣＢＤ製品を取り入れるための手順についてお伝えしていきます。皆さんには、自分のＣＢＤの適用量を知ることが大切であると既にお伝えしました。その適量を探るためのヒントになる内容も盛り込みましたので、ＣＢＤを生活に取り入れる際の参考にしてみてください。

【準備編】

1．自己対話ノートを準備する
2．生活に取り入れやすい摂取方法を選択する
3．まずはアイソレートＣＢＤまたはブロードスペクトラムＣＢＤから開始する

■自己対話ノートを準備する

ＣＢＤ製品を取り入れることを決めたら、最初にやっていただきたいのが自己対話ノー

トを準備することです。ご自身の現状を内省して記録に残していき、ＣＢＤを取り入れる理由を明確にして生活の一部にする目的があります。

また日記のように、ＣＢＤ摂取前の体と心の状態、ＣＢＤの摂取量や時間、その後の体と心の状態について記録を残しておくことで、適用量を知ることができます。また日によって気分良く過ごせる日もあれば、そうでない日もあると思います。特に女性の場合には、生理周期によって体や心の状態も日々変化すると思います。その変化した状況によってもＣＢＤの摂取量や時間、その後の体と心の状態にいつもとは違う変化があることでしょう。ご自身の生活パターンや自分ではコントロールができない社会的・環境的・生理的な反応が起こった際に摂取した方が良い適用量も知ることができます。

ここ数年の新型コロナウイルスのような、世界的に変わらざるを得ない変化は、私たちにはどうすることもできない変化でもあり、その状況が生み出したストレスも変えることは難しいことでしょう。しかし、臨床エンドカンナビノイド欠乏症になる要因は、食事をおろそかにしたことによる栄養障害、ストレス発散的なアルコールやカフェインの過剰摂取、情報過多による緊張や不安によるストレスなど、私たちが気をつけることで防げるものもあります。他のサプリメントや漢方薬などの療法と同じようにＣＢＤ製品を取り入れることは、医薬品のような対症療法的な使い方では本当に変わることはできません。まずは、可能な限り自分の体や心の不調が起こる日常の原因について、ノートに書き出しながら自分と向き合い対処していきましょう。その間に自分では対処できない事象に原因がある場合には、並走役としてＣＢＤ製品を取り入れてみましょう。

■生活に取り入れやすい摂取方法を選択する

自分の内省を行い生活の見直しをすることを決め、ＣＢＤ製品を取り入れる目的が明確になりましたら、実際にどの製品を使っていくかを決めていきましょう。まずは、ＣＢＤオイルを選んでいただくことをオススメしています。その理由は、ＣＢＤオイルの説明でもお伝えしていますが、携帯性があり用量調節も簡単なため初心者でも取り入れやすいからです。最初は、低濃度からスタートしていき、様子を見ながら滴数を増やし、適用量を把握するためのデータをノートに記録しながら収集しましょう。適用量が定まってきましたら、濃度を上げて滴数を減らしたり、他のカプセルや食品、吸入を用いたりするのも良いと思います。

また外用の使用に関しては、特に適用量の記録をする必要はありません。しかし最初のうちは、痛みに関してや肌荒れ、ニキビや傷の治癒のためにCBDオイルの内服に外用製品を併用する場合、外用製品のみを痛みの部位や肌に塗布する場合などパターンが分かれますので記録を残した方が今後のために良いでしょう。

■まずはアイソレートCBDまたはブロードスペクトラムCBDから開始する

アイソレートCBDオイルは医薬品のような、ブロードスペクトラムCBDオイルは生薬でありハーブ療法のような側面があります。取り入れる皆さんの状況や目的による違いがありますが、こちらは第2章でもお伝えしたように「アントラージュ効果」を優先して使っていただきたいのでブロードスペクトラムCBDオイルを選択することをオススメします。しかし、アイソレートCBDオイルでもキャリアオイルがヘンプシードオイル（ヘンプオイル）であればアントラージュ効果を感じることができると言われていますので、そのような製品を選んでも良いでしょう。注意事項として、ヘンプシードオイルは酸化しやすいため製品の容量は最小単位のものを選択しましょう。また冷暗所保管（1℃〜15℃）が特に難しい夏場など、光が強く気温が高い場合にはキャリアオイルはMCTオイルの方が安心だと思います。自宅用と持ち歩く用で製品を使い分けるのも良いと思いますが、まずは1種類に固定して効果を確認するようにしてみましょう。

優先度
1. ブロードスペクトラムCBDオイル　＋　ヘンプシードオイル
2. ブロードスペクトラムCBDオイル　＋　MCTオイル
3. アイソレートCBDオイル　＋　ヘンプシードオイル

【実践編】

1. CBDオイルを使う前に軽く混ぜる
2. CBD（1日5〜15㎎）の低用量を日中から開始する
3. 使用する時間や自分の状況、摂取量を記録する
4. 摂取後、自分の感じた変化を記録する

■CBDオイルを使う前に軽く混ぜる

CBDオイルを使う前には、まずは瓶を回しながら混ぜるようにしましょう。時間が経

過するとキャリアオイルの中でCBDの濃度にムラができてしまいます。瓶についているスポイトで少し混ぜてから吸うようにしましょう。

■CBD（1日5〜15㎎）の低用量を日中から開始する

CBDオイルの用法は、1日に2〜3回が良いとされています。しかし、これには医薬品ほどの強い縛りはありませんので、自分の生活に定着しやすい回数ややり方を見つけることを優先してください。まずは1日1回を日中に摂取していただくことをオススメしています。

CBDオイルを摂取する際は、舌下または口腔内に滴下して舌でなじませて飲み込まずに2〜3分待つ必要があります。そして海外での使用ガイドラインによれば、CBD初心者は初めの1週間は5〜15㎎／day（2回に分けて摂取する場合は、1回につき2.5〜7.5㎎）の低用量から始めていきましょう。もしも大麻草ということで不安がまだ強い場合、高齢者や医薬品に対する反応性が高い場合（副作用がでやすい）は、2〜5㎎／dayからの摂取や、まずは1滴ずつの摂取をして日にちごとに滴数を増やすのもオススメしています。

第2章でCBDには二相性があることをお伝えし、低用量では覚醒作用、高用量では催眠作用があると用量による効果の違いを説明しました。日中であれば覚醒作用があっても気になりませんし、催眠作用が出てしまってもそのまま昼寝をすればいいので安心です。催眠作用が出てしまうと集中力が減退してしまうので、まだ適用量が分からないうちは車の運転などの機械作業や細かい作業を行う仕事をする日は避けて、休日に試してみるようにしましょう。睡眠改善目的の場合も同じく、まずは日中に用いてみてリラックス効果が得られる用量を把握してから、その量を夜間に服用してみましょう。

■使用する時間や自分の状況、摂取量を記録する

皆さんが、CBDオイルの滴数が実際どれだけ摂取したことになるのかを知るための表を作成しましたので、滴数に加えて数値も記録しておきましょう。そうすることでCBDオイルの濃度を選択したり、カプセルや食品にも移行したりしやすくなります。

また臨床CBDオイル研究会加入医師たちによる日本の法律に沿ったCBDオイルの臨床使用によるCBDオイルの体重用量も設定されていますので、ご自身で取り入れやすいものを参考にしてみてください。（※131）

	初心者			適用量が定まった方		
	3%	5%	8%	10%	15%	30%
1滴（約0.05mℓ）のCBD含有量	1.5mg	2.5mg	4mg	5mg	7.5mg	15mg
CBD2.5mg	2滴 0.08mℓ	1滴 0.05mℓ				
CBD5mg	4滴 0.17mℓ	2滴 0.10mℓ	1滴 0.06mℓ	1滴 0.05mℓ		
CBD10mg	7滴 0.33mℓ	4滴 0.20mℓ	3滴 0.13mℓ	2滴 0.10mℓ	1滴 0.07mℓ	
CBD15mg	10滴 0.50mℓ	6滴 0.30mℓ	4滴 0.19mℓ	3滴 0.15mℓ	2滴 0.10mℓ	1滴 0.05mℓ
CBD20mg	13滴 0.63mℓ	8滴 0.40mℓ	5滴 0.25mℓ	4滴 0.20mℓ	3滴 0.13mℓ	
CBD30mg	20滴 1.00mℓ	12滴 0.60mℓ	8滴 0.38mℓ	6滴 0.30mℓ	4滴 0.20mℓ	2滴 0.10mℓ
CBD50mg	30滴 1.67mℓ	20滴 1.00mℓ	13滴 0.67mℓ	10滴 0.50mℓ	5滴 0.33mℓ	4滴 0.17mℓ

※敵数はCBD含有量から切り上げで表記

【標準的な用法・用量】

- ＣＢＤオイル使用前に少し混ぜる
- 1日2回から3回投与していく
- スポイト1滴あたり約0・05mℓ
- 低用量5mg／day
  使用者平均30mg／day
  最大量100mg／day

■摂取後、自分の感じた変化を記録する

ＣＢＤ摂取後1時間から、自分の体と心の変化を記載していきましょう。寝る前にその日のうちに1日の内省を行いつつ、摂取量を確認していき明日の摂取量を検討するようにしましょう。

そして、継続して取り入れていくと効果

CBDオイル　体重用量の目安（舌下・口腔粘膜摂取時）		
成人	小児	ペット
【健康増進・美容目的】 1回3〜10㎎を1日1回 【お悩みの症状がある場合】 1回 0.25〜0.5 ㎎ /kg （体重60kg：1回15〜30㎎） を1日1〜2回	【初期症状の場合】 1回 0.25㎎ /kg （体重10kg：1回2.5㎎） を1日2回 【お悩みの症状がある場合】 1回 0.5㎎ /kg （体重10kg：1回5㎎） を1日2回 同じ量を数日間続け、症状を観察しながら1日0.5㎎ /kgずつ増量 （上限：1日10㎎ /kg）	同じ量を数日間続け、効果を確認しながら、少しずつ増量していく 開始当初は、日中に服用させ、効果を確認する 【低用量】 1回 0.1 ㎎ /kgを1日2回 徐々に増量 【中用量】 1回 0.3 ㎎ /kgを1日2回 多くの場合の維持量 【高用量】 1回 0.5〜1.0 ㎎ /kg、1日2回 口腔内に直接滴下して摂取したり、手の平でなめさせたり、食事に混ぜたりして用いる

※経口摂取してしまうと体重用量よりも多めの摂取が必要な可能性あり

を感じられなくなることが起こるかもしれません。経口摂取でカプセルや食事に入れて服用している場合は、空腹時または脂質を多く含んだ食事と一緒に摂ることで吸収率が上がります。2021年には、ナノエマルジョンと呼ばれる油を水に溶けやすくコーティングする技法を用いて、脂溶性のCBDを水に溶けやすい「ナノ水溶性CBD」にしたものが存在しています。

この利点は、清涼飲料水、コーヒー、お茶、ジュース、ビールなどのドリンク、バスボム、化粧水などの化粧品に混ぜて使用が可能になりました。

ナノエマルジョンのCBDは、通常の

シチュエーション別おすすめCBDオイル成分パターン					
	製品形態	CBDオイル	キャリアオイル	マイナーカンナビノイド	テルペン
アントラージュ効果を確実に感じたい	CBDオイル（舌下・口腔粘膜）	ブロードスペクトラムCBD	ヘンプシードオイル（ヘンプオイル）	CBG・CBN・CBC	○
睡眠のお悩み	CBDオイル（舌下・口腔粘膜）カプセル	ブロードスペクトラムCBD	ヘンプシードオイル（ヘンプオイル）MCTオイル	CBN	ミルセン リナロール
精神的なお悩み	CBDオイル（舌下・口腔粘膜）	ブロードスペクトラムCBD	ヘンプシードオイル（ヘンプオイル）MCTオイル	CBG	ミルセン リナロール
皮膚のお悩み	CBDオイル（舌下・口腔粘膜）カプセル 外用	ブロードスペクトラムCBD	ヘンプシードオイル（ヘンプオイル）MCTオイル	CBG・CBC	βカリオフィレン
痛みのお悩み	CBDオイル（舌下・口腔粘膜）カプセル 外用	ブロードスペクトラムCBD	ヘンプシードオイル（ヘンプオイル）MCTオイル	CBG・CBN・CBC	βカリオフィレン
健康増進・美容目的	CBDオイル（舌下・口腔粘膜）カプセル	ブロードスペクトラムCBD	ヘンプシードオイル（ヘンプオイル）MCTオイル	○	○
運動中	CBDオイル（舌下・口腔粘膜）カプセル	ブロードスペクトラムCBD	ヘンプシードオイル（ヘンプオイル）MCTオイル	CBG・CBN・CBC	βカリオフィレン
競技参加者	CBDオイル（舌下・口腔粘膜）	アイソレートCBD	MCTオイル	×	×
薬や食べ物などに対するアレルギー体質	CBDオイル（舌下・口腔粘膜）	アイソレートCBD	MCTオイル	×	×

○:特に指定なし、×:含まないもの

ＣＢＤオイルと比較して血中濃度が最高になるまでの時間がＣＢＤオイルよりも3分の１に短縮され、バイオアベイラビリティは１・６５倍に増えたとされています。（※１３２）使用している最中に効果が落ちてきたと感じた場合には、ＣＢＤ製品の見直しをするか、数日ほどお休み期間を設けてから再開してみる、または自分の周りの状況が変化して不要になってきた可能性があります。

シチュエーション別で使いやすいＣＢＤオイルのパターンを

一覧にしてみましたので、ＣＢＤオイル選びの参考にしてみてください。

ＣＢＤを取り入れる際の注意事項

ここからは、ＣＢＤ製品を取り入れる際の注意事項についてまとめてご紹介していきます。もう既にいくつかは紹介していますが、さらに細かい内容となりますのでお付き合いいただければと思います。

■ヘンプ抽出物とＣＢＤオイルの品質

１つ目が、ヘンプ抽出物とＣＢＤオイルの品質についてです。これまでもお伝えしてきたように、大麻草の茎や種子から抽出されたヘンプ抽出物を用いてＣＢＤ製品が販売されています。大麻草の品質とヘンプ抽出物の品質が高いことが安心してＣＢＤ製品を使用するには不可欠になっていきます。第１章でも取り上げましたが、大麻草は「ファイトレメディエーション植物」という、土壌中の毒素、重金属、その他の人工的な汚染物質を吸収して、土壌を浄化する作用がある植物です。そのため、ＣＢＤ製品で用いられる大麻草は、オーガニック農場で生育されたものでなくてはなりません。その後は、大麻草を収穫して加工して作られる乾燥大麻草からヘンプ抽出物を抽出します。抽出法にはいくつか種類があり、有機溶媒のブタンやプロパンを用いた溶媒抽出法とＣO_2（炭酸）を用いた超臨界点ＣO_2抽出法があります。ＣＢＤ製品の場合には、品質検査で有機溶媒が残っていることは使用者にとってよくないことですので、残留溶媒がないことを検査項目で消費者は確認する必要があります。そのようなことから基本的には、私たちの大気にもなっている成分を用いた超臨界点ＣO_2抽出を用いた製品を選ぶことをオススメします。企業ごとにヘンプ抽出物の品質検査を行っていますので、詳細がわかる企業の製品を選ぶと良いでしょう。

■ＣＢＤと薬物の相互作用

２つ目が、ＣＢＤと薬物の間で相互作用があるということです。ＣＢＤと薬の飲み合わせが悪いことがあるため、これからＣＢＤ製品を取り入れたい方は、既に治療で服用している薬がある場合に注意が必要になります。肝臓にある代謝酵素のシトクロムＰ４５０

（ＣＹＰ）が存在しており、その数ある酵素のうちＣＹＰ３Ａ４と呼ばれる酵素をＣＢＤは阻害するはたらきがあります。ＣＢＤを１００㎎／ｄａｙの高用量で使う場合に、ＣＹＰ３Ａ４が阻害されてしまうことで、服用している薬が分解されずに体内に残り続けてしまって薬の効果が増してしまうことにつながると言われています。（※１３３）特に心臓や血圧の薬に関係する酵素で、医師や薬剤師から「グレープフルーツジュースを飲まないでください」と言われたことがある方もいるはずです。このＣＹＰ３Ａ４は、肝臓に存在するＣＹＰ全体のうち約30％存在し、実は腸の粘膜にはＣＹＰ全体のうち約70％存在しています。肝臓で代謝できないだけでなく、腸の粘膜でも代謝がされないので薬が体内に入る割合が増してしまいます。ＣＢＤによって服用している薬の副作用が出てしまう可能性が高まります。もしも薬を服用しながらＣＢＤを取り入れる際には、薬を服用してから2時間以上ずらすなど工夫が必要です。ＣＹＰ３Ａ４に関連する薬は数えきれないほどたくさん存在するため、大まかな分類の一覧を参考にしていただけたらと思います。最近はジェネリック医薬品もありますので、もしも不安や分からない場合には、ＣＢＤの内服を検討していることを伝えつつ（まだ認知がされていないかもしれませんが）、医師や薬剤師にＣＹＰ３Ａ４に関連する薬が含まれてないか聞いてみましょう。

【CYP3A4が関連する医薬品】

- ステロイド
- HMG−CoA 還元酵素阻害薬（高脂血症薬）
- Ca チャネル遮断薬（降圧薬）
- 抗ヒスタミン薬（アレルギー薬）
- 消化管運動機能改善薬
- 抗ＨＩＶ薬
- 免疫抑制剤
- ベンゾジアゼピン系（睡眠薬、抗不安薬など）
- 抗不整脈薬
- 抗生物質
- 麻酔薬
- 抗精神病薬（統合失調症など）
- 抗うつ薬
- 抗てんかん薬
- プロトンポンプ阻害薬（胃酸分泌抑制薬）
- 非ステロイド系抗炎症薬（鎮痛薬など）
- アンギオテンシンII阻害薬（降圧薬）
- 経口血糖降下薬（糖尿病薬）

■CBDにも副作用がある

３つ目は、ＣＢＤの副作用について取り上げていきます。今まで、ＣＢＤを含めカンナビノイドの良さをお伝えしてきましたが、副作用やアレルギー反応も存在します。海外使用者の体験談として一番よく挙げられる副作用には、倦怠感・眠気・めまい・軟便・多動・イライラ・頻脈などがあります。あまり多くはありませんが怒りっぽくなる・けいれん発作の増加・食欲減退・緊張・動悸・不眠・頭痛なども報告があります。（※１３４）（※１３５）これらの副作用は、数日～１週間かけて少量から徐々に増量していくことで、ほとんど回避できると言われています。自分の適正量を超えてしまっている可能性もありますので、おかしいと思ったら減量やお休み期間を挟んでみる工夫をしましょう。

また大麻草の成分に対するアレルギー反応もあることが知られています。日本の場合にはヘンプ抽出物を用いたブロードスペクトラムＣＢＤ製品で起こりやすく、アイソレートＣＢＤ製品のようなＣＢＤだけの結晶やパウダー状では、キャリアオイルなどがアレルゲンとならない限り生じる可能性が低いと言われています。

ＣＢＤオイルを摂取してから、乾いた咳・目のかゆみ・充血・涙目・皮膚が赤くなる・じんましん・鼻水・くしゃみ・喉の強い痛み・かゆみ・吐き気といったアレルギー症状などが生じる場合には、速やかに中止して様子を見るようにしましょう。（※１３１）体質的にさまざまな食品や物質にアレルギーを持っている場合には、オイルをまずは皮膚に垂らしてパッチテストをしてみると良いと思われます。このような場合、ブロードスペクトラムを使用する際は特に注意するようにしましょう。

■妊娠中・授乳中のＣＢＤ使用

４つ目は、妊娠中・授乳中の場合についてです。ＣＢＤはまだ研究段階なところが多いため、妊娠中の胎児及び授乳中の子どもへ与える影響については、確実な安全性が担保されるまで原則使用を控えるべきとされています。こちらは、日本に限らず海外でも同様の扱いになっています。

しかし、例外として海外では、妊娠中のてんかん発作の頻発や統合失調症の急激な悪化など、通常の薬物療法による対処においても大きなリスクを伴う場合においては、医学的な見地で判断する必要があるとしています。また母乳を経由して０～１歳児に経口摂取されるＣＢＤの影響についても研究は行われていないため、授乳される場合にも原則使用を控えるべきとされています。

■ペットのCBD使用

最後に、ペットに使用する場合についてです。海外では、人と同じようにペットにも同様に抗不安作用、抗炎症作用、鎮痛作用などの効果を期待して摂取させていることがあります。特に犬は、人よりもはるかに多いカンナビノイド受容体が脳幹や小脳に存在していることが知られています。そのためCBDの影響が人よりも出やすく、呼吸、心拍、筋肉の協調などに影響が出やすいため、過量を気にしながらの体重用量による管理は不可欠と言えます。（※20）

CBDを取り入れる際に注意していただきたいポイントを5つご紹介しました。このようなことを守りながら、CBDをより安心して日常に取り入れてみてください。

第4章

CBDの有効性が期待される不調と疾患

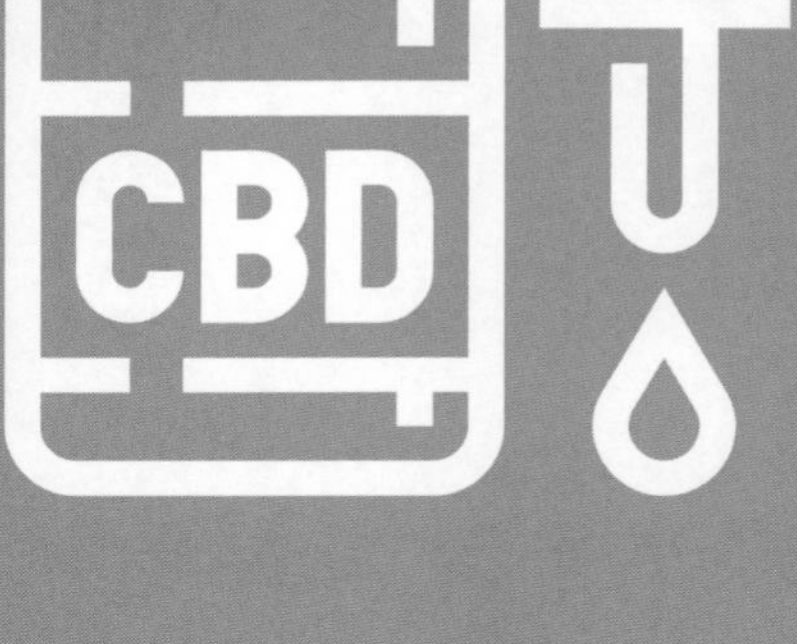

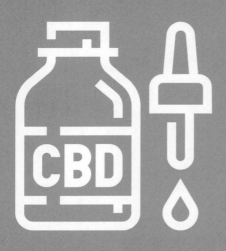

CBDは自律神経の乱れに関連した不調を癒やす

第2章でもお伝えしましたが、私たちは環境に適応するために常にバランスを保って生きてきました。そして、それは体の中のメカニズムでも同じことが言えます。ホメオスタシスと呼ばれる「自律神経系」「免疫系」「内分泌系」の3本柱によって、さまざまな外部からのストレスに対処してきました。CBDがもたらす薬理作用の話からもあるように、自律神経に関係した不調には多くの適応を持っています。また、私たちの生活によって起こる不調の大半は、自律神経の乱れによる「自律神経失調症」と言えます。

自律神経失調症は、自律神経である交感神経と副交感神経のバランスがストレスによって正常に機能しないことで起こるさまざまな症状の総称を指しています。自律神経は、交感神経と副交感神経という逆のはたらきをする2つの神経に分類されており、交感神経は体を活発に動かすときにはたらき、副交感神経は体を休めるときにはたらきます。これらが互いに1日の中で変動しながら、バランスを取ることで体の機能を調節しています。このバランスが崩れる原因として、不規則な生活によって自律神経が興奮し続けたり、私た

ちが無意識に反応するストレスによる刺激だったり、生理周期や更年期によるホルモンの乱れなどが挙げられます。（※１３６）

【自律神経失調症によって起きる症状】

- 全体的症状：全身倦怠感、不眠症、疲労感
- 身体的症状：頭痛、動機や息切れ、めまい、のぼせ、立ちくらみ、下痢や便秘、冷え
- 精神的症状：情緒不安定、イライラや不安感、うつ

このように自律神経の機能が乱れるだけでさまざまな症状が現れます。治療法のメインは、ストレスのコントロールと生活習慣の改善が最も大切なこととされており、目立った症状に対して薬による対症療法、精神的なことには心理学による認知行動療法などが行われています。また、食習慣の改善や治療用栄養サプリメントを用いた分子栄養学的治療（オーソモレキュラー栄養医学）では、自律神経失調症と診断されている方の中には、鉄不足、ビタミンB群不足、タンパク質不足、低コレステロール血症など多くの栄養障害を伴っている方が多数いらっしゃいます。このような栄養障害がさまざまな症状の起因となってい

【日常的な睡眠不足で起きる症状】	【睡眠負債によって起こる疾患リスク】
●物忘れの増加	●高血圧
●集中力の低下	●不整脈
●判断力の低下	●肥満
●会話のやりとりの遅れ	●糖尿病
●単純ミスの増加	●脂質異常
●怒りっぽくなる	●アルツハイマー病
●刹那的になる	●うつ病
●血圧が高くなる	●がん
●免疫力の低下	
●太りやすくなる	

ることもあります。（※１３７）自律神経失調症の諸症状に対して、ＣＢＤも新たな治療の可能性を持っていますので、どのような効果をもたらしてくれるのかをここでご紹介していきます。

■睡眠障害

眠りの質に関する問題は日本でも問題になっており、アメリカ国立睡眠財団によると、成人に推奨される睡眠時間は７～９時間とされています。日本人の場合、厚生労働省が２０１９年11月に実施した「国民健康・栄養調査」の結果によれば、睡眠時間６時間未満が男性37・５%、女性40・６%であり、性・年齢階級別にみると男性の30～50歳代、女性の40～50歳代では４割を超えていることが分かりました。睡眠の質の状況については、男女ともに20～50歳代では「日中眠気を感じた」と回答した者の割合が最も高くなりました。（※138）そして、2020年に寝具の販売をしている企業が行った「コロナが睡眠に及ぼした影響アンケート」の結果によれば、コロナ後に睡眠の質が下がった人は全体の3割存在し、睡眠時間の変化の原因1位であった「生活リズムの乱れ」が原因と考察していました。（※139）

睡眠不足は、私たちの日常生活の質を下げるだけでなく、長期間継続されると「睡眠負債」となってさまざまな病気のリスクになることが知られています。2019年の経済協力開発機構（OECD）レポートによれば、日本人の平均睡眠時間は7時間22分とOECD加盟国27カ国中でワースト1位であり、日本人の睡眠不足による経済損失は年間約15兆円という莫大な金額におよぶと試算され、睡眠は日本の抱えるもう1つの負債と言われるまでになりました。（※140）

日常的な睡眠不足で起きる症状と慢性的な睡眠不足による睡眠負債で起こる疾患は右ページの図のようなものがあります。（※141）

睡眠は、エンドカンナビノイドシステム（ECS）によって制御される代表的な機能の

1つです。エンドカンナビノイドのアナンダミド、2‐AGの産生量は、自然な概日リズムと共に増減します。脳内で産生されるアナンダミドの量は夜間の方が多く眠気を促し、2‐AGの産生量は逆に日中の方が多く覚醒状態を促すことが分かっています。（※20）またCBDが睡眠に与える影響が科学的に解明されたのは最近のことです。CBDには、睡眠に直接影響を与えるのではなく、安眠を妨げる状態を緩和する抗不安作用や鎮静作用があります。（※142）（※143）そのため、CBDを摂取することで良く眠れる理由は、CBDが直接作用して眠気を促し睡眠導入をさせるのではなく、間接的に不安感が和らぎ、リラックスできることで眠りの質が良くなるためと考えられています。（※144）（※145）

睡眠薬を服用することで、翌朝まで眠気が引きずる感じや過度の疲労感、物忘れを感じることがあります。このような副作用がCBDには起こりにくいということです。（※146）

また不眠症には4つのパターンがあり、寝つきの悪い「入眠障害」、眠りが浅く途中で何度も目が覚める「中途覚醒」、早朝に目が覚めてしまう「早朝覚醒」、ある程度眠ってもぐっすり眠れたという満足感が得られない「熟眠障害」があります。CBDはこのような不眠症パターンで緊張、不安を和らげ間接的に睡眠の質を改善することにつながります。（※147）

睡眠でＣＢＤを取り入れる際には、最大8時間の十分な睡眠時間を確保しつつ、効能が持続する製品を選択することが大切になっていきます。睡眠前にＣＢＤオイルを舌下または口腔粘膜摂取してみる、または夕食後にカプセルを摂取して寝る時間までゆったり過ごしながら自然な眠りへ誘導するのも良いでしょう。

ここで注意していただきたいのが、第2章でお伝えしましたＣＢＤには二相性があることです。低用量では覚醒作用、高用量では催眠作用がありますので、ＣＢＤの摂取量が足りないと逆に覚醒してしまって寝付けなくなってしまいますので気をつけましょう。（※148）（※149）日中の眠気には低用量、就寝する際には高用量と使い分けるのも良いでしょう。日常的に良質な睡眠を促す寝る前の過ごし方についてもご紹介しますので、ＣＢＤを取り入れるだけでなく日常生活を変えるようにしていきましょう。

【良質な睡眠を促す寝る前の過ごし方】

- ＰＣ、スマホなどのブルーライトを減らす
- 緊張や不安が助長されるような動画を見ない、記事を読まない
- 湯船につかったら2時間以内には寝る

● 夕食の時間を遅くしない、遅くなる場合は脂肪分を減らした粗食にする
● アロマやハーブティーなどの香りで安らぐ
● 寝酒はしない

■ 不安症

不安は誰もが普通に経験する神経質、心配、困惑の感情です。このような不安症状が過度になりすぎて、日常生活に影響が出てくると不安症となります。不安症は、精神的な不安から、心と体にさまざまな不快な変化が起こります。過呼吸や呼吸困難・焦燥感・落ち着きのなさ・疲労感・筋肉の緊張・動悸・全般的な集中力の欠如・大量の汗をかいたり・震えたり・脱力感・めまいなどを感じることもあります。（※150）

治療法としては、心理学による認知行動療法と併用して、抗不安薬や抗うつ薬が用いられます。しかし薬には副作用も多く、抗不安薬ではふらつき・めまい・錯乱・筋力低下・便秘・吐き気などがあり、長期使用は身体的・精神的に依存してしまうこともあります。抗うつ薬の副作用には、吐き気・食欲増進・体重増加・性欲減退・疲労・不眠・便秘・めまい・過敏性・不安感などが挙げられます。（※151）

ＣＢＤは，第2章でもお伝えしました抗不安薬の作用点5-ＨＴ１Ａ受容体が活性化することでセロトニン、グルタミン酸を増加させると考えられています。（※１５２）（※１５３）また、ＦＡＡＨ（脂肪酸アミド加水分解酵素）の阻害作用によってエンドカンナビノイドのアナンダミドを増加させることで、ＣＢ１受容体を活性化して抗不安作用を示す可能性があります。（※１５４）

■社交不安障害（対人恐怖症）

社交不安障害は、病気として診断されなくても、このような症状は私たちの生活の中に誰しも度々存在します。人に注目されることや人前で恥ずかしい思いをすることが怖くなって、人と話すことだけでなく、人が多くいる場所に強い苦痛を感じることがあります。怖さのあまりパニック発作を起こすこともあります。

社交不安障害の患者を対象にして行われた研究では、10人の社交不安障害の患者を対象に、３００㎎のＣＢＤを一度経口摂取した後、人前で話すという状況における不安感の大幅な減少と心拍数や血圧などの上昇抑制が認められました。（※１５５）

■心的外傷後ストレス障害（PTSD）

心的外傷後ストレス障害（PTSD）は、生命を脅かすような強烈なトラウマとなる出来事を経験した後に発症する精神疾患です。典型的な症状としては、睡眠障害・トラウマを繰り返し思い出す・記憶の変化・気分の落ち込み・不安障害・覚醒などが挙げられます。3か月以内に半分以上の方が自然回復するものの、1年以上経っても一定数の方は自然回復しないとする研究もあります。（※151）

CBDは、不安の軽減、恐怖反応の軽減、睡眠の改善など、心的外傷に対する過剰反応を緩和する可能性を示しています。エンドカンナビノイドシステム（ECS）は、感情記憶に関係していることが知られ、CBDはECSを介して、記憶を定着、思い出す、忘れるに影響を与えています。（※156）PTSDの場合、思い出すことを幾度も繰り返し、痛みを伴う記憶が過度に反応する状態になることがあるため、CBDが記憶の定着を阻害したり、不快な記憶を忘れることを促進したりすることに影響を与えていると思われ、これにより記憶に関連した行動や生理的反応が低下します。（※157）

■うつ症状

うつ症状は、気分障害の1つで、楽しいことがあっても気分が晴れない「抑うつ状態」と、どんなことをしても楽しいと感じない、興味がわかないなど「気力喪失状態」の2つの精神状態で表されます。身体的には、食欲・睡眠欲などが低下したり、逆に増加したりします。うつ病と診断されれば、薬による服薬が行われます。また、分子栄養学的な治療では、うつ症状を招く栄養障害の種類として鉄不足、亜鉛不足、ビタミンB群不足、タンパク質不足、低コレステロール血症などが挙げられています。このような栄養障害を改善することによって、薬を減らして、生活からなくすこともできています。（※158）

うつ症状に対しては、CBD単体では臨床研究が少なく、THCを含む研究は多いため海外と比較して効果に差が生じてしまいます。しかし、うつ病の人々は、エンドカンナビノイドの数値が低いことが分かっており、ECSの欠乏を示す可能性があります。不安障害と同様に、CBDには5-HT1A受容体を介して、セロトニンとグルタミン酸を増加させるように活性化させることが示されています。これによって、うつ症状の軽減につながります。（※159）

CBDは痛みに関連した不調を癒やす

第3章でご紹介したCBD製品の中でもクリームやバーム、ロールオンなどの肌に塗るタイプのCBD製品を日本でも見かけるようになりました。CBDを塗ることで皮膚や筋肉の特定の部分に作用させることができ、神経や炎症に関連する特定部位の痛みにも効果がある可能性があります。ここでは、CBDが筋肉の緊張を和らげ、痛みを軽減させる可能性がある不調についてお伝えします。

■頭痛・片頭痛

頭痛は、日本人の潜在患者数が約4000万人とも言われており、頭痛人口の3人に1人が症状に悩んでいるという国民病になっています。頭痛にはいくつか種類や特徴の違いがありますが、「緊張型頭痛」「片頭痛」で悩んでいる方が多いのが現状です。(※151)

緊張型頭痛は働き盛りに多く、日本人が最も悩まされている頭痛の1つです。15歳以上の約5人に1人が悩んでいる一般的な頭痛といえます。緊張型頭痛は、頭の周りや首の後ろから肩、背中にかけての筋肉が緊張するために起こる頭痛です。痛みは後頭部を中心に頭の両側や首筋にかけて起こることから「頭を孫悟空の輪で締め付けられている状態」「頭に大きな荷重が乗っている」などと言われます。痛み以外に、体がフワフワするようなめまい感を伴うこともあります。男性より女性の方が1.5倍程度多い割合で生じ、ストレスが大きくかかわっているため、働き盛りの年齢に患者が最も多いですが、全体的にみると幅広い年齢層に症状が現れています。

片頭痛は、血管周辺に異常が起きる発作性の頭痛で、ズキン、ズキンと脈打つような激しい痛みと吐き気、光や音が耐えられなくなるなどの症状を伴うことがあります。緊張型頭痛は我慢できるのですが、片頭痛は頭痛が始まると、寝込んだりして生活に支障をきたすことがあります。誘発要因として、ストレスからの解放・気候・低気圧・空腹で血糖値が下がったとき・飲酒などがあります。こちらも女性に多い発作性の頭痛です。

海外ではTHCとCBDの併用による改善効果が多く発表されていますが、（※160）

ＣＢＤは頭痛に対して生活の質を改善させた報告も一部存在しています。特に片頭痛が発症する仕組みには、海外の臨床医の間で臨床エンドカンナビノイド欠乏症が関係していると捉えられています。(※161)(※162)ＥＣＳは、炎症反応の免疫調節と恒常性に密接に関与しています。ＣＢＤを摂取することで、ＣＢ２受容体を刺激してサイトカインやケモカインなどの炎症を誘導する物質の産生を抑制します。(※163)(※164)またＦＡＡＨの阻害作用によってエンドカンナビノイドのアナンダミドを増加させることでＥＣＳの調節をサポートすると言われています。(※165)

緊張型頭痛も、ストレスや筋肉の緊張による頭痛であることから、ＣＢＤが抗ストレス作用や筋肉の緊張を緩めることで頭痛が和らぐと考えられます。

■肩こり

肩こりは、首や背中が緊張するような姿勢での作業、猫背や前かがみのような姿勢の良くない状態、運動不足、精神的なストレス、連続して長時間同じ姿勢をとるなどの要因で起こる筋肉の過緊張による血流障害の１つです。(※166)

【凝り・痛みの発生プロセス】

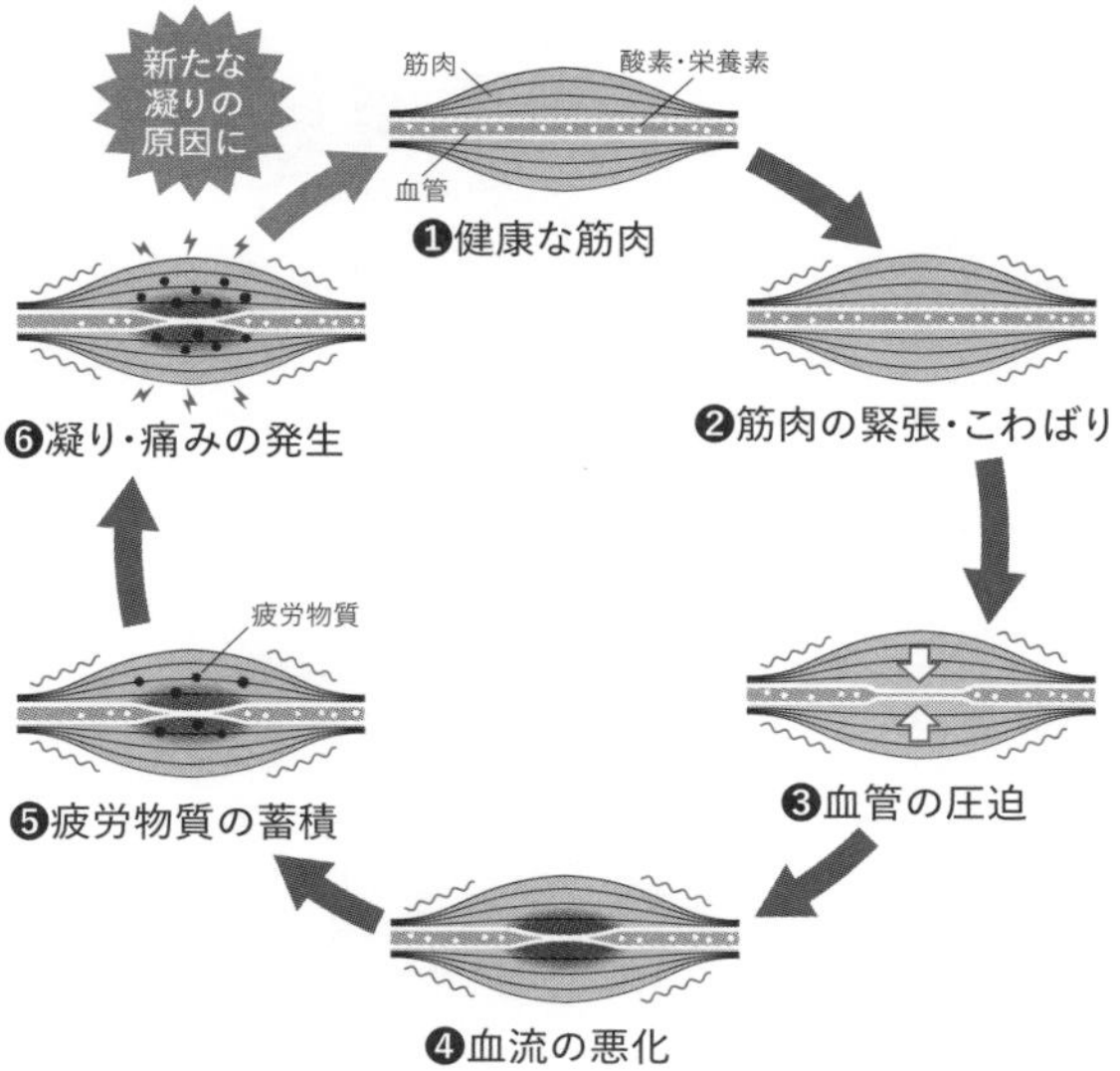

首すじ、首のつけ根から、肩または背中にかけて張った、凝った、痛いなどの感覚から頭痛や吐き気を伴うこともあります。肩こりが日常的に続くことで症状が悪化して「四十肩」「五十肩」「腱板断裂」などの肩関節の疾患につながる場合もあります。

感染症拡大に伴う在宅勤務の増加、自宅での動画視聴の増加、スマホ首などの同じ姿勢でいる状態が続きやすくなったことで、肩こりを不調にあげる方が増えてきています。

CBDは、筋肉の過緊張を和ら

げることで血行を改善させて肩こりを緩和していきます。ＣＢＤ軟こうやロールオンタイプのものが肩こりに好んで使われることが多く、症状が楽になった報告もあります。

■腰痛

腰痛は、男性では1番目、女性でも肩こりに次いで2番目に訴えの多い症状で、感染拡大とともに増加傾向にあります。腰痛の原因は、腰回りの筋肉や背骨、背骨を通る神経、関節が損傷したり、刺激を受けたりすることで起こるなど原因がさまざまです。症状がひどい腰痛の場合には、圧迫骨折や椎間板ヘルニア、腰部脊柱管狭窄などの可能性があります。（※167）

その他に腰痛には、体を動かせないことで精神的ストレスとなり、痛みが増強する・継続するといった悪循環があります。そして、この一部はすでに痛みは消えている、または痛みはそもそもないのに、精神的なストレスが強いことで脳が腰に痛みがある錯覚を起こしているケースもあります。腰痛は、このように体だけでなく心の状態にも痛みが現れてしまうことがあるのです。

ＣＢＤは、慢性疼痛のような痛みに関して症例も多く報告されており、詳細はこの章の後半にある痛みの管理でお伝えしますが、さまざまな全身の痛みを和らげるために使われます。他にも心の症状を和らげることにも用いられていますので、腰痛の痛みによる心のケアにも役立つことでしょう。ＣＢＤ軟こうやオイルを痛みのある場所に塗布するまたはＣＢＤの摂取で効果が期待できます。

■筋肉損傷

スポーツの業界でもＣＢＤは用いられています。緊張を和らげるための使い方もありますが、日常的な運動や練習の際に生じる筋肉疲労や筋肉痛を和らげるためという理由も挙げられます。東京オリンピック２０２０大会でも使用が許可されたことから、私たちの日常的な運動習慣にもＣＢＤは活かせることが期待できます。

ＣＢＤは女性に関連した不調を癒やす

女性に関連した不調もホメオスタシスの乱れによって起こることが知られています。思春期後の性成熟期から女性ホルモンのエストロゲン（卵胞ホルモン）とプロゲステロン（黄体ホルモン）の2種類の女性ホルモンが、お互いの分泌に変化をもたらすことで約1か月の周期で生理が起こり始めます。そのたびに、女性ホルモンの生理的な変化が常に起こっているため、その補佐役をしてくれているのが自律神経系と言えます。そのため、外部からのストレス、気圧の変化などによって、自律神経が乱れてしまうと女性ホルモンの生理的な変化にも影響してしまい、女性ホルモンのバランスの乱れにもつながります。（※168）

また、漢方では婦人科の不調は血液の質や量が良くない「血虚」、血流の乱れ「瘀血」が影響していると捉えることで治療を行います。特に血流の乱れに影響して起こる「冷え」については、自律神経の乱れによっても引き起こされてしまいます。女性ホルモンと自律神経、血流の3本柱は、女性特有の不調に大きく関係していきます。（※169）

このようなことから、女性は自律神経失調症になりやすい体質と言ってもよいと私は思っています。その結果、女性の方が気分障害や不安障害が多く、自己主張をしにくいため感情を抑圧する傾向があり、人間関係が複雑になりがちなど自律神経の乱れやすい状況にあると言えます。

【自律神経・ホルモン・血流の乱れが女性の様々な不調を引き起こす】

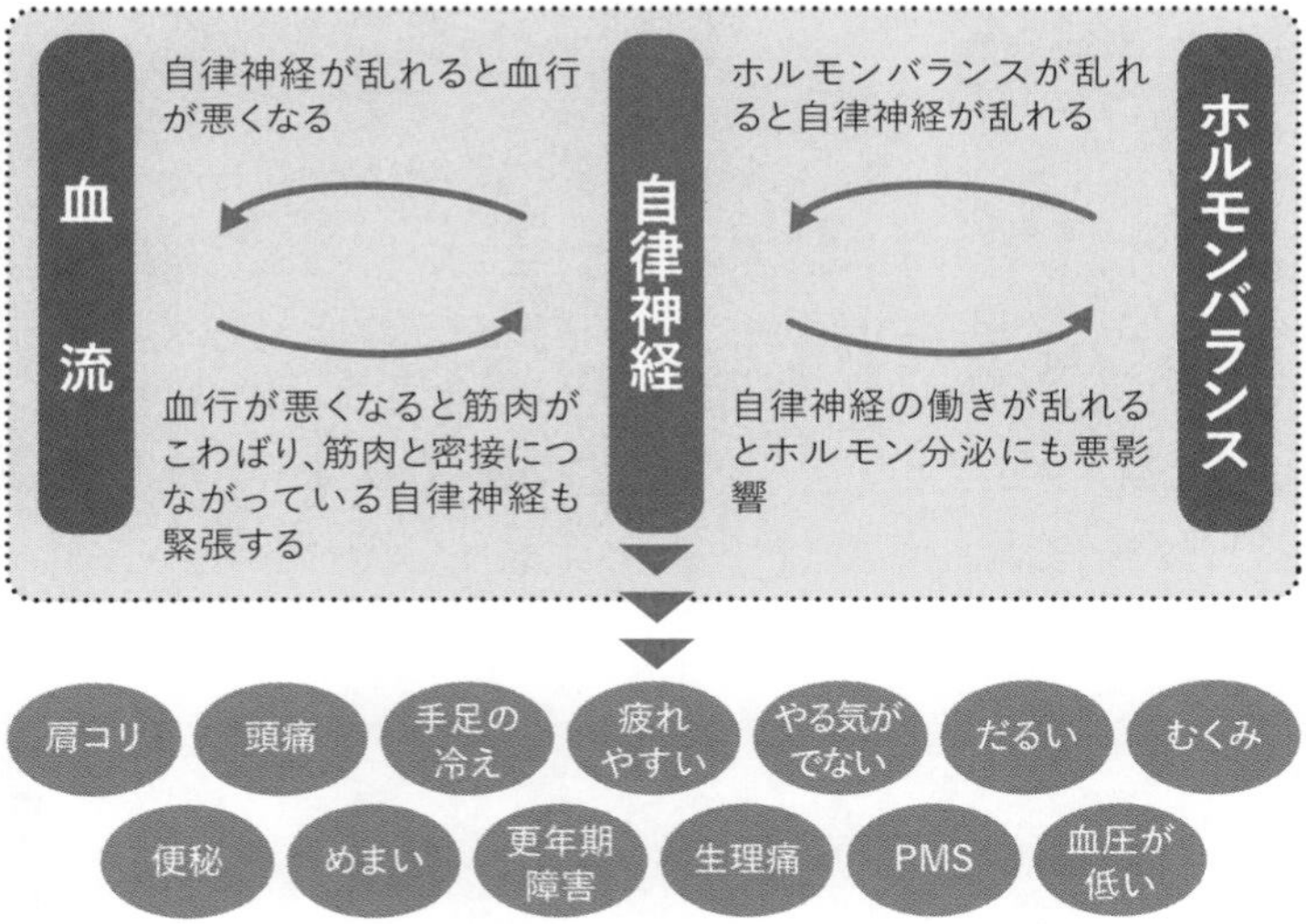
血流
自律神経
ホルモンバランス
自律神経が乱れると血行が悪くなる
血行が悪くなると筋肉がこわばり、筋肉と密接につながっている自律神経も緊張する
ホルモンバランスが乱れると自律神経が乱れる
自律神経の働きが乱れるとホルモン分泌にも悪影響
肩コリ
頭痛
手足の冷え
疲れやすい
やる気がでない
だるい
むくみ
便秘
めまい
更年期障害
生理痛
PMS
血圧が低い

そのようなことからＣＢＤは、自律神経の乱れに効果を発揮することで、女性の不調に広く貢献できる可能性があると考えられています。まだ論文という形などで症例がまとまっていない現状ではありますが、日本でのＣＢＤ使用者の多くが女性であり、ＣＢＤ製品の購入目的に女性特有の不調を挙げており、症状が和らいだり、日常生活が過ごしやすくなったりなどのアンケート報告やＳＮＳでのコメントも出てくるようになりました。（※１７０）

ここからは女性の代表的な不調を挙げながら、ＣＢＤの可能性についてお伝えしていきます。

【月経前症候群の症状】		
体の症状	心の症状	行動の症状
●頭痛 ●むくみ ●めまい ●動悸 ●不眠 ●微熱 ●肌荒れ・にきび・湿しん ●だるさや疲れ ●胸が張る ●吐き気 ●下腹部痛 ●お腹が張る ●太る・体重増加 ●便秘	●イライラ ●情緒不安定 ●うつ症状 ●不安感 ●無気力	●甘いものが食べたくなる ●食欲が増す ●衝動買いが増える

■月経前症候群（PMS）

ＰＭＳは、生理前の３～10日の間続く、身体的・精神的な症状のことを指しており、症状には個人差がありますが、生理が始まるとともに症状がおさまったり、なくなったりします。ＰＭＳかどうかは、症状が出るのが生理前に限られているか、毎月繰り返し症状が出るか、日常生活に支障があるかなどがポイントになります。３か月以上症状に悩まされている場合には、ＰＭＳの可能性が高いと考えられます。（※171）

ＰＭＳの中でも精神症状が主で強い場合を月経前不快気分障害（ＰＭＤＤ）と言います。「イライラ」「気分の落ち込み」「不安」「怒りっぽくなる」といった精神症状がひどく、日常生活

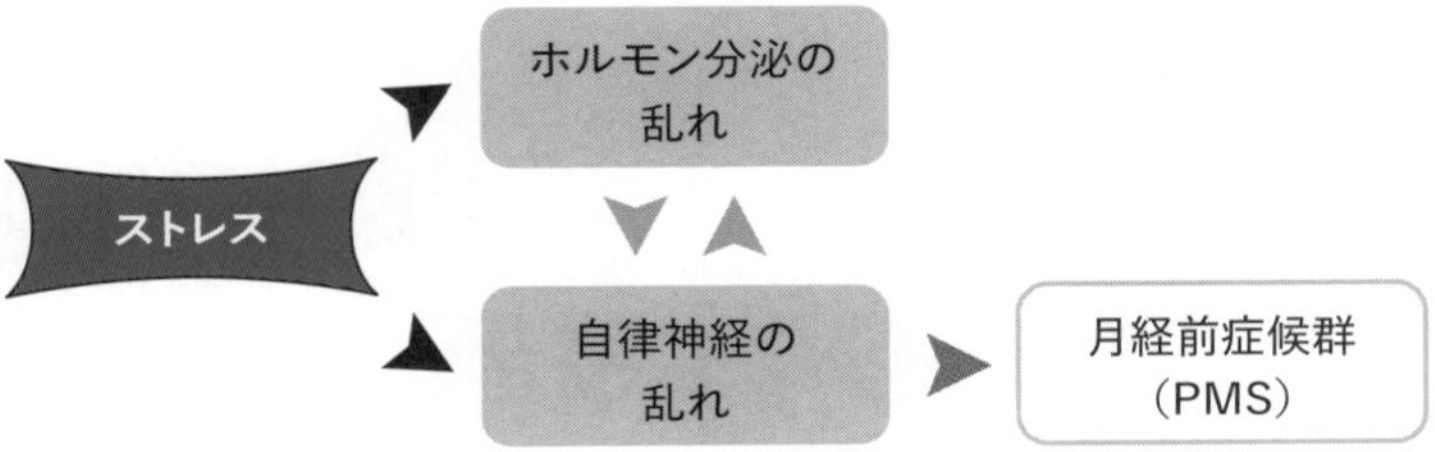

や対人関係にまで影響を及ぼす精神疾患の１つとされています。

ＰＭＳの原因は複雑化しているため、いろいろな可能性がありますが、大きく分けて２つの女性ホルモンと自律神経の乱れによるものと考えられています。（※１７２）

・女性ホルモンの効きやすさ

以前までは、２つの女性ホルモンの生理的な変化が心の状態に影響していると考えられていました。しかし、ＰＭＳの方とそうでない方の間には、女性ホルモンの血中濃度の変化に差はなかった報告があります。その結果から、ＰＭＳは２つの女性ホルモンの効きやすさの影響と考えられています。

・女性ホルモンの生理的な変化

エストロゲンは、排卵前に多く分泌される女性ホルモンで、気分・認知・睡眠・食欲・行動などを調節するはたらきが知られています。プロゲステロンは、排卵後に出る女性ホルモンで、排卵直後から分泌量が増えていき、生理開始の1週間くらい前から減り始めます。プロゲステロンが減って神経伝達物質のGABAやセロトニンがうまくはたらかなくなることで、気分が落ち込んだり、不安感を感じやすくなったりすると言われています。

・自律神経の乱れ

自律神経の交感神経や副交感神経の機能低下やバランスの乱れによって、自律神経失調症が発症することでPMSにつながります。実際にPMSの方は、生理前に交感神経が活発になり、副交感神経が弱まるといったことも報告されています。

これらの原因に加え、個人の生活環境や性格の部分などいくつもの要因が影響し合ってPMSを引き起こしていると考えられています。

CBDは、自律神経の乱れに作用することでPMSの心の症状を安定させる可能性があります。また身体的な症状に関しても、自律神経失調症に関連する症状であれば同じように和らげることにつながります。

■生理痛

エストロゲンのはたらきによって、排卵の準備を整えて卵巣から卵管へ卵子が排卵されます。その後、子宮内に運ばれるとプロゲステロンのはたらきで子宮内膜を厚くして妊娠の準備を整えます。その後、厚くなった子宮内膜へ受精卵が着床すると妊娠します。もしも着床しなかった場合には、子宮内膜が役目を終えてはがれ落ち、血液とともに体外に排出されます。このとき、免疫系に関与するプロスタグランジンのＰＧＦ２αやＰＧＥ２によって子宮収縮が誘導されます。しかし、生理痛の場合には、このプロスタグランジンの過剰分泌によって収縮が強くなります。またプロスタグランジンの中には炎症や痛みを誘導するものも含まれており、ＰＧＦ２αは炎症や痛みにも関係していることが知られています。それに加えて、ブラジキニンやヒスタミンのような痛みに関与する物質の分泌も高まり、子宮の周囲の充血やうっ血に伴って痛みを感じるようになります。（※１７３）

【薬で生理痛を抑える仕組み】

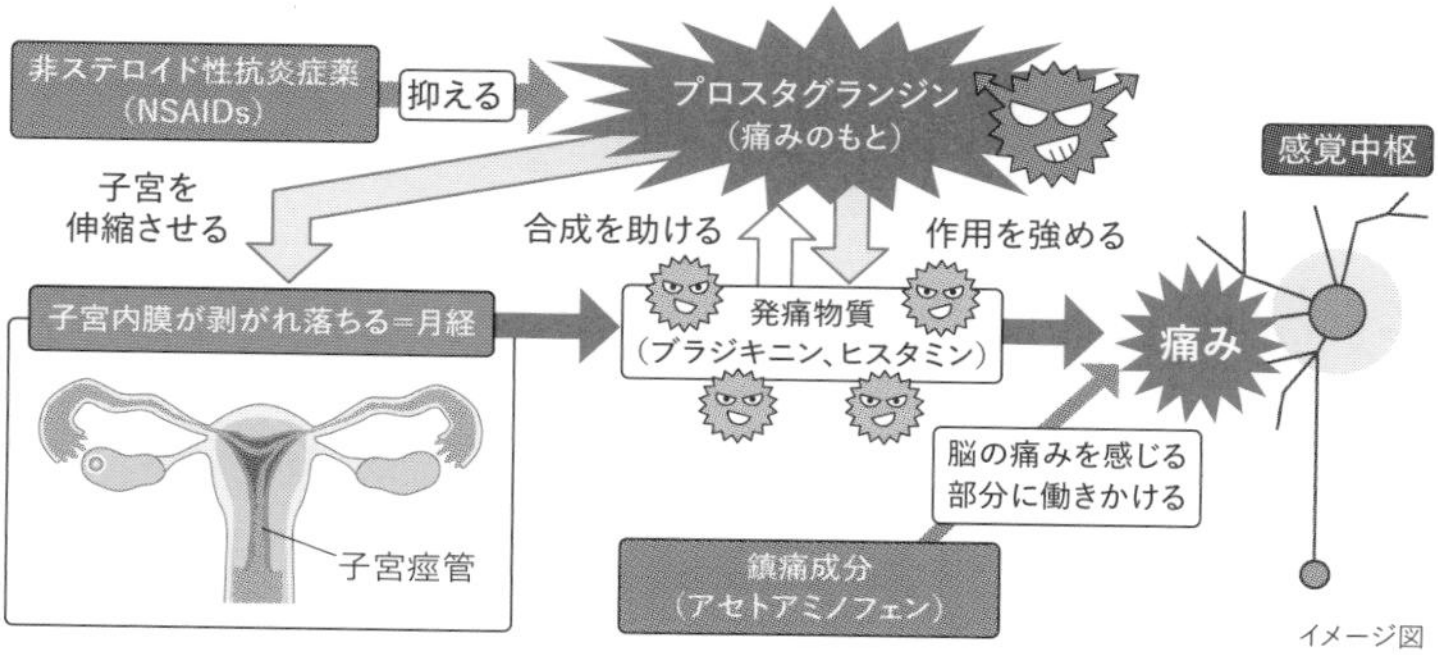

イメージ図

生理痛があまりにひどくて、日常生活にまで支障が出るものを「月経困難症」と呼んでいます。具体的には、学校や会社に行けないほど痛みが強く、下腹部痛のほかに腰痛や頭痛・吐き気・下痢やめまいなどの症状を伴う場合があります。

ＣＢＤは、このような生理痛の痛みに関しても効果が期待されています。日常的なＣＢＤの摂取や、お腹の子宮周りにＣＢＤ軟こうやオイルでマッサージして症状が和らいだり、生理痛が軽くなったりしたことで痛み止めやピルの服用が減ったと答える女性もいます。ＣＢＤは抗炎症作用も持っているため、プロスタグランジン・ブラジキニン・ヒスタミンの分泌を抑えることで痛みの緩和につながったと考えられます。

【更年期障害の症状】	
体の症状	心の症状
●頭痛 ●めまい ●不眠 ●ホットフラッシュ（ほてり・のぼせ） ●動悸・息切れ ●寝汗・発汗 ●むくみ ●のどの渇き ●ドライアイ ●吐き気 ●下痢・便秘 ●胃もたれ・胸やけ ●肩こり・腰痛・背中の痛み ●関節痛 ●手指の痛み・しびれ・変形 ●月経異常	●不安感 ●イライラ感 ●うつ

■更年期障害

閉経後に起こる更年期障害は、これまで卵巣から分泌されてきた2つの女性ホルモンの分泌が低下してしまったことで、女性ホルモンの分泌の指令塔の役割をしている脳の視床下部のバランスが乱れる状態です。これによって、視床下部には自律神経の統率の場所にもなっており、女性ホルモンのバランスの乱れを修正しようと、自律神経の活動が高まります。その結果、自律神経の乱れとなりさまざまな症状を併発していきます。（※174）

ＣＢＤは、更年期障害の自律神経の乱れに関与する不調を和らげることが期待され

【更年期に起こる女性ホルモン分泌の乱れ】

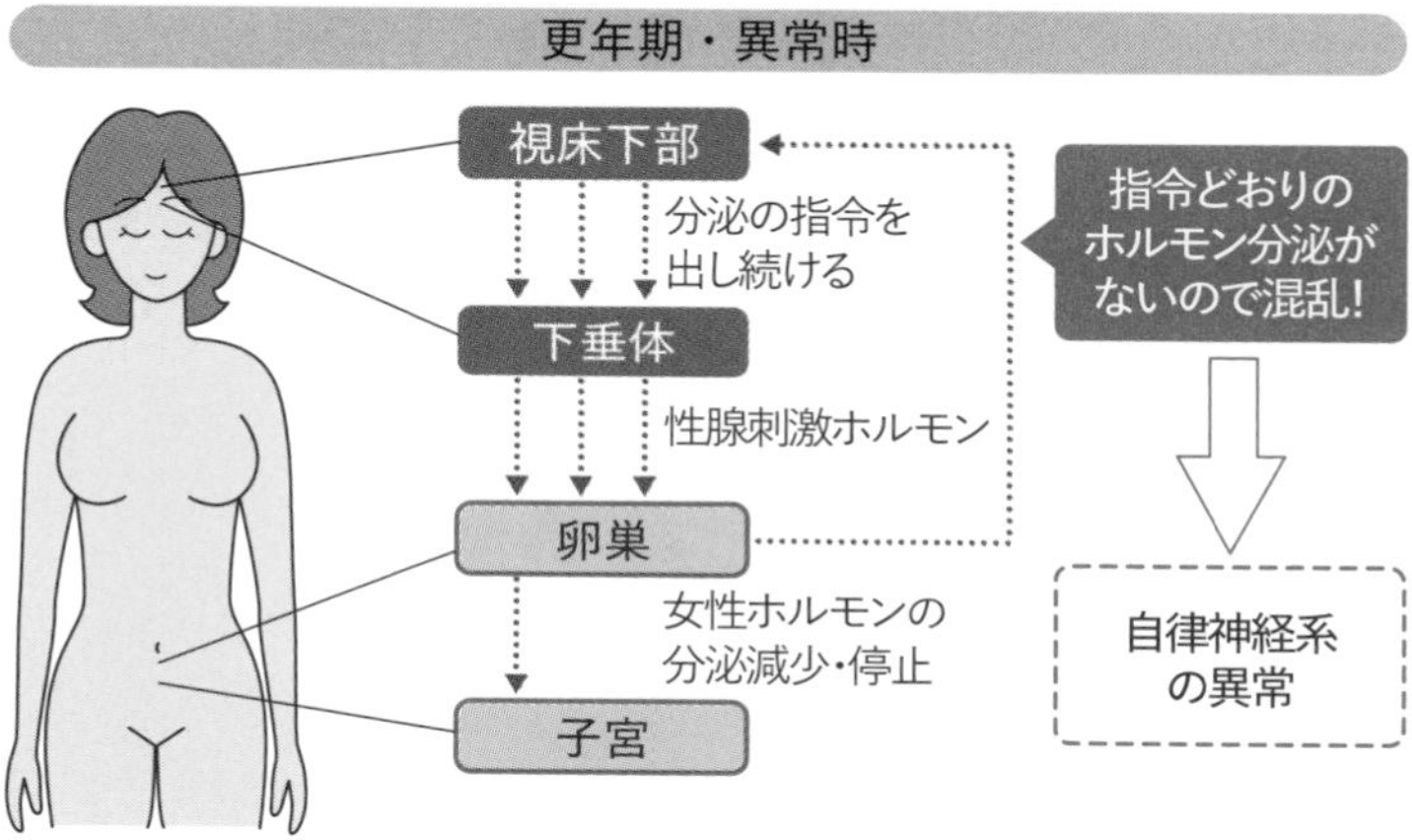

卵巣の機能が低下して女性ホルモン分泌が減少・停止すると、「もっと分泌するように」脳は指令を出し続ける。指令どおりに適切な分泌をされない状態に脳が混乱し、ホルモンバランスや自律神経系にも乱れが生じてくる。

ています。自律神経失調症でも共通している頭痛・動機や息切れ・めまい・ホットフラッシュ・立ちくらみ・下痢や便秘・冷えなどの体の症状や不眠、イライラや不安感、うつなどの心の症状に用いることで症状の改善につながります。

CBDはスキンケアで肌トラブルを癒やす

皮膚には、CB1受容体とCB2受容体の2つの受容体があります。特に皮膚は第3の脳と呼ばれることもあって、脳内に多く存在するCB1受容体が、他の内臓器官よりも多く存在しています。また、私たちの体内で産生されるエンドカンナビノイドのアナンダミドと2-AGは、脳内で産生される量と同じ濃度で皮膚でも産生されていると知られていることから、CBDが有効な臓器の1つと言えます。皮膚においてのエンドカンナビノイドシステム（ECS）は、毛包、皮脂分泌、汗腺などさまざまな機能調節を行っています。THCとCBDが皮膚の炎症を軽減させ、ECSは皮膚のアレルギー反応に関与することも分かっています。（※175）

海外で行われた皮膚疾患患者（アトピー、乾癬、ニキビ跡、色素沈着）に対してCBD軟こう（バーム）を1日2回90日間塗布した臨床研究があります。この結果によれば、CBD軟こうを塗ったことによって、傷跡の改善・消失が確認されました。また皮膚の保湿性や弾力性が共に改善が認められました。（※176）

このことから、ＣＢＤは皮膚に関係する不調だけでなく美容的な側面でも有効性があると考えられます。こちらでは美容に関連した内容を主にお伝えいたします。皮膚疾患に関係する治療の内容は、第４章の最後に他の疾患と一緒にご紹介します。

■シミ

肌のシミは、美容で最も意識されている皮膚の状態と言えます。シミのできる原因は、皮膚にある色素細胞（メラノサイト）が何かしらの刺激を受けたことによって、メラニン色素を生成して肌が黒くなっていきます。通常であれば、１か月かけて行われる肌のターンオーバーによって皮膚が垢となってメラニン色素も排出されます。しかし、これが年齢を重ねることで、皮膚が垢となって剥がれ落ちにくくなり、皮膚が硬くなることでシミが蓄積しやすくなります。また重なる外からの刺激や皮膚の内側の刺激によってもシミとして蓄積してしまいます。メラニン色素を抑えるには炎症の原因を確実に除去して炎症を抑えることが大切になっていきます。（※177）

美容に用いられた研究報告がないため可能性の範囲ではありますが、ＣＢＤを取り入れることによって改善や消失の可能性があるシミは、紫外線や活性酸素、皮膚の炎症反応に関連して生じたシミには効果が期待できると考えられます。40~60歳代で出現する老人性色素斑（日光黒子）、幼少期から出現して目立つようになった雀卵斑（ソバカス）、接触皮膚炎（カブレ）やニキビなどを繰り返した後に同一部位に生じる炎症性色素斑には期待できそうです。しかし、女性ホルモンが関係する肝斑に関しては、炎症反応は関係しないので期待はできないかもしれません。しかし、シミの悪化予防として日焼け止めが推奨されていることから、CBDを取り入れることで悪化を予防することができるかもしれません。

ポーランドでの研究では、慢性的に紫外線（UVA、UVB）を照射したラットにCBDの軟こうを塗布したところ、表皮を形成するケラチンの増加や紫外線によるダメージに対する抗炎症作用、抗酸化作用が確認されました。（※178）

■シワ

肌のシワもシミと同じくらい美容で意識されている皮膚の状態です。シワにもいくつかの原因によって種類が分けられています。年齢を重ね、皮脂の分泌が低下して乾燥しやすくなることによってできる目元やほうれい線、口の周りにできやすい浅いシワの「乾燥ジワ」、皮膚の3層構造を形成している真ん中の真皮の状態が紫外線ダメージや真皮を形成する膠原線維（コラーゲン）と弾性線維（エラスチン）の減少などによってできる、ほうれい線、ゴルゴライン等で生じる深いシワの「たるみジワ」、日常生活でよく使われる表情筋の動きによってできるシワの「表情ジワ」があります。（※177）先ほど、海外で行われた皮膚疾患患者に対するＣＢＤ軟こうの改善効果の内容の中に、皮膚の保湿性や弾力性が共に改善が認められた報告がありました。このことから皮膚の乾燥を防ぎ、真皮の状態を改善させることでシワにも効果がある可能性があります。

日本での研究では、マウスの皮膚にＣＢＤ１％の溶液を14日間塗布したことで、表皮の水分調節に関係しているアクアポリン３の増加が認められ、皮膚の水分量が増加したことが確認されました。（※179）

スキンケアの１つとしてＣＢＤ軟こうやオイルなどを用いることで、美容でも活かせる可能性があります。また外側のケアも大切ですが、内面美容（インナービューティー）をより意識した生活を送っていただけたらと思います。シミやシワに限らず、ニキビ・クマ・くすみ・乾燥などの肌トラブルの悩みはたくさんあります。これらは、肌だけの問題ではなく、体の内側にある問題かもしれません。「皮膚は内臓の鏡」と漢方の世界では言われてきています。肌トラブルの主な原因は、皮膚ではなく内臓の不調や自律神経の乱れ（ホメオスタシスの乱れ）によるものです。そうなるとおのずと臨床エンドカンナビノイド欠乏症の状態にもつながると考えられます。私たちの皮膚は、内側から形成されていきますので、どんなにスキンケアだけを頑張っても対症療法のようなもので、不調や病気と同じように原因を取り除かなければ肌トラブルは繰り返すばかりです。健康あってこその、あなたの魅力があふれてくる美容（健康美）であると私は思っています。最近は、ＳＮＳ等含め性別や年齢に関係なく、外側がより意識される時代になっているように感じています。美容は、その人からにじみ出てくるオーラのような部分も含まれていると私は思っています。そんな健康美を意識した生活を始めるのにＣＢＤは良いお供になりそうです。

ＣＢＤに適応のある疾患の治療と可能性

ここでは、海外で疾患の治療として行われている、または可能性が研究されている内容についてお伝えします。事前にお伝えしておきますが、第１章でもあったように、日本と海外ではCBD製品の中身に違いがあります。特にTHCの有無が疾患の治療に大きく左右されていることも知られています。そのため、海外では疾患の治療に効果があっても、日本ではTHCを含まないことで治療効果が薄れるまたは失われてしまう可能性がありますす。これはまだ臨床研究が国内でされていないため、確実性が失われてしまいますがCBDの臨床使用の例として参考にしていただければと思います。

【精神疾患】

■てんかん

てんかんは、CBDを用いた治療として研究が最も進んでいる疾患です。突発的かつ反復的な脳内の電気刺激によって引き起こされ、脳の発作やけいれんを特徴とする神経疾患です。日本でもてんかん患者は、60万〜100万人と言われています。乳幼児から高齢者のいずれの年齢層でも発症することが知られています。（※180）また抗てんかん薬での治療を行っていても発作が発現する「難治性てんかん」も存在しています。（※181）2022年の日本でも臨床研究中となっているドラベ症候群とレノックス・ガストー症候群、結節性硬化症に伴う難治性てんかんに対して、アイソレート10％CBDオイルの医薬品

「エピディオレックス」の承認を検討中です。（※１８２）

ＣＢＤが抗けいれん作用を示すメカニズムは、完全には解明されていない部分がありますが、知られている範囲ではＧＰＲ55受容体とＴＲＰＶ１受容体の拮抗作用によって電気信号の抑制につながり、抗てんかん作用を発揮すると考えられています。（※１８３）

他にもＣＢＤとＣＢＤＶは、てんかんの臨床研究において一貫した治療効果が示されており、ＣＢ１受容体は活性化されることで神経の電気刺激を阻害して、てんかん及びけいれんを調節すると言われています。またＣＢＤと他の幾つかのマイナーカンナビノイドには、発作が起こりにくくなることが分かっています。（※１８４）（※１８５）（※１８６）

一部の動物実験においてＴＨＣには、けいれん作用があり発作が起こりやすくなると言われています。そのため、ＣＢＤ製品を使用する際は、ＴＨＣ含有量が非常に低い（１％以下）か、全く含まないものを使用することを海外では推奨しています。（※１８７）

■統合失調症

統合失調症は、思考や気持ちがまとまらなくなる状態が続く精神疾患を指します。そのため行動や気分、人間関係などによって生活にさまざまな影響が出てしまいます。日本では、100人に1人くらいが罹患するといわれており、それほど珍しい病気ではありません。統合失調症には、幻覚、幻聴、妄想、思考の混乱などが起きる「陽性症状」と、意欲や感情表現が減る、人と関わることを避けてしまうなどが起きる「陰性症状」があります。早めに治療するほど症状が重くなりにくいといわれているので、早期発見と早期治療が大切です。統合失調症の治療は、薬物療法が基本となっており、抗精神病薬を中心に、睡眠薬、抗不安薬などが処方されます。症状が軽くなってきたからといって、勝手に服薬を中断することはできず、再発の危険が高くなります。(※188)

また、分子栄養学的な治療によって薬を減らすことに成功している精神疾患でもあります。統合失調症の症状につながる栄養障害の種類としては、ビタミンB群不足、タンパク質不足、低コレステロール血症などが挙げられます。(※189)

CBDがもたらす統合失調症への有効性をお伝えする前に、海外では精神病、統合失調症、パニック障害の病歴がある人は、THCを含む大麻製品の使用を相対的に禁忌としています。理由は、THCには不安、過敏性、記憶力に問題のある患者や精神病の素因をもつ患者の症状を悪化させる可能性があるからです。そのような患者は、THCの比率を低くしたCBDを多く含む製品を使用することで、THCのネガティブな精神感情的影響を

軽減することができると言われています。(※190)(※191)

統合失調症に対するCBDの有効性を示す研究も有効性の高い内容がいくつか出てくるようになりました。海外で行われた統合失調症患者に対して、CBD(800㎎)と統合失調症の治療薬を投与した効果を比較した臨床研究が行われました。結果は、1か月後にCBDが治療薬と同程度の症状改善効果があることを示しました。また副作用は治療薬よりも少なかったことも示されました。この臨床研究後に患者の血液に含まれるエンドカンナビノイドのアナンダミドの値を調べたところ、CBDを摂取した患者でアナンダミドの濃度が上昇しておりました。そして、アナンダミドの濃度が高い人ほど症状の改善効果が強く認められました。このことから統合失調症には、臨床エンドカンナビノイド欠乏症が関連すると考えられます。(※192)

■自閉スペクトラム症(ASD)

今までは、自閉症、広汎性発達障害(PDD)、アスペルガー症候群、注意欠陥・多動性障害(ADHD)などのいろいろな名称で呼ばれていましたが、2013年のアメリカ精神医学会(APA)の診断基準DSM-5の発表以降、自閉スペクトラム症(ASD)

としてまとめて表記するようになりました。自閉スペクトラム症の原因は、まだよく分かっていませんが、多くの遺伝的な要因が複雑に関与して起こる、生まれつきの脳の機能障害が原因と考えられています。胎内環境や周産期のトラブルなども、関係している可能性があります。自閉スペクトラム症を根本的に治療することはまだ不可能ですが、個々の発達ペースに沿った療育・教育的な対応が必要となります。かんしゃくや多動・こだわりなど、個別の症状は薬によって軽減する場合があります。(※193)

自閉スペクトラム症に対するCBDの臨床研究が近年急速に進んでおり、自傷行為・怒りの爆発・多動性症状・睡眠障害などの症状が改善する可能性があります。CBDの摂取によって患者の脳の一部において神経伝達物質のGABAとグルタミン酸を変化させる報告がありますが、メカニズムの解明はまだされていません。

海外で自閉症の治療として医療大麻を継続して用いている患者(2015〜2017年)を対象にした治療に関するアンケート調査を行いました。治療で用いているのは、フルスペクトラムCBDオイル(CBD:THC=20:1)で舌下に1滴(CBD15㎎)を1日に3回から開始して親の判断で増減をしながら治療を行いました。その結果、落ち着きのなさ・かんしゃく・けいれん・チック・抑うつに関して90%以上の改善を感じていま

した。他にも過度な興奮、睡眠障害、不安、消化不良に関しても80%前後が改善を実感しているとされています。（※194）

【神経変性疾患】

■パーキンソン病

パーキンソン病では、神経伝達物質のうち「ドーパミン」が減少することにより、うまく体が動かせなくなる神経変性疾患です。パーキンソン病の原因はまだ十分には分かっておらず、神経細胞の中にαシヌクレインというタンパク質が凝集して溜まることや炎症、酸化ストレスなどが原因となることが分かっています。50歳以上で起こる病気で、10万人に100人〜150人くらい、60歳以上では100人に約1人と人口の高齢化に伴い患者は増加しています。パーキンソン病の4大症状は、手足が震える（振戦）、動きが鈍くなる（動作緩慢）、筋肉がこわばる（筋強剛）、体のバランスがとりにくくなる（姿勢保持障害）があります。このような身体症状だけでなく、うつ状態や認知症（精神・認知の異常）、幻覚や痛み（感覚の異常）、睡眠障害などの症状を伴うことがあります。治療の基本は薬物療法が行われ、ドーパミン神経細胞が減少するため少なくなったドーパミンを補います。

しかし、根本的な治療にはなっていないため、薬によって進行を遅らせる程度となっています。（※195）

研究によれば、CBDはパーキンソン病に苦しむ患者の有望な治療法である可能性があることが示されています。CBDは、身体症状とそれ以外の症状の両方を改善し、病気の進行を遅らせたり、止めたりすることができるとされています。CBDがパーキンソン病において神経保護作用を示すことによって、運動機能、認知機能、精神症状、睡眠障害を改善します。CBDがCB1とCB2受容体やTRPV1 受容体と関連して、神経保護作用を発揮すると考えられています。（※196）

■アルツハイマー病

アルツハイマー病は、パーキンソン病と同様に進行性の神経変性疾患です。こちらも現在では根本的な治療をすることができません。アルツハイマー病の症状は、脳の細胞が壊れて起こる記憶障害（中核症状）と行動・精神症状が出てくる周辺症状があります。患者には病気であるという認識がありませんが、記憶や思考能力がゆっくり障害されていき、最後には単純な作業もできなくなってしまいます。このような症状がゆっくり進行してい

きますが、時間によって、日によって、接する人によって症状は大きく変化します。（※197）

全認知症の約半数がアルツハイマー型認知症と言われており、多くの方が亡くなるまでの10年以上を認知症の状態で過ごします。２０２０年の日本における65歳以上の認知症の人の数は、約６００万人と推計されており、２０２５年には約７００万人（高齢者の約５人に１人）が認知症になると予測されています。

アルツハイマー病の原因は、脳の中で記憶に関係する部位にアミロイドβ、神経細胞の中にタウという異常たんぱくが蓄積してしまうことです。その後、はじめに海馬が萎縮して、最後には脳全体が萎縮していきます。このような変化は症状が出る10年以上前から起きていると考えられます。約10％の家族性アルツハイマー病では遺伝子の異常が判明してきていますが、ほとんどの患者は異常たんぱくが蓄積する原因は分かっていません。

研究によれば、アルツハイマー病に関してはＣＢＤ単体よりも、ＴＨＣを併用した方が効果的だと考えられています。（※198）ＣＢＤは誘導型一酸化窒素合成酵素（ｉＮＯＳ）とインターロイキン1β（ＩＬ-1β）の発現を抑制することにより、アミロイドβの進行を遅らせる可能性があります。これにはエンドカンナビノイドやＰＰＡＲγ、その他の受容体が関与していると考えられています。（※199）（※200）他にもCB2受容体が、アミロイドβに集積した神経細胞のミクログリアで劇的に増加していることから、エンドカンナビノイドがサイトカインの発現を減少させることで、炎症反応を調節している可能性が示唆されています。（※201）

【消化器疾患】

■過敏性腸症候群（IBS）

過敏性腸症候群（IBS）は、精神的ストレスや自律神経失調症などの原因で、腸が刺激に対して過敏な状態になり慢性的に腹部の膨張感や腹痛を訴えたり、下痢や便秘などの便通の異常を感じたりするものを言います。その種類は「慢性下痢型」「不安定型」「分泌型」の3つに大きく分けられます。（※202）

過敏性腸症候群は、内臓の神経が過敏となる原因に精神的ストレス、暴飲暴食や過度の飲酒、不規則な生活などによることが多いため、食生活の改善・生活習慣の改善を行うことが大切になっていきます。精神的ストレスが原因と見られる、自律神経失調症もある場

【過敏性腸症候群（IBS）】		
慢性下痢型	不安定型	分泌型
別名「神経性下痢」と呼ばれ、ちょっとした緊張や不安があると便意を感じて、激しい下痢の症状が現れます。	別名「交代制便通異常」と呼ばれ、腹痛や腹部の不快感とともに下痢と便秘を数日ごとに繰り返します。このタイプの便秘は腹部が張って苦しく、排便したにもかかわらず出ない、または出ても小さな便しか出ないというものです。	強い腹痛が続いた後に大量の粘液が排出されます。

合には、ストレスケアも必要になっていきます。

過敏性腸症候群の場合には、腸の健康のために行われている「腸活」に関係する食事は逆効果になります。ＦＯＤＭＡＰ食と呼ばれる小腸では吸収されにくい発酵性の高い食品は、腸内環境を良くしお通じを良くする腸活の代表的な食事療法です。しかし、ＦＯＤＭＡＰ食に多く含まれる発酵性の糖質（Ｆ）、オリゴ糖（Ｏ）、二糖類（Ｄ）、単糖類（Ｍ）Ａｎｄポリオール（Ｐ）が腸内細菌の餌になります。これが多量のガスを発生させ腹部膨満感や痛みにつながると言われています。（※２０３）一般的には薬物療法も行われますが、眠気、焦燥感、過敏性、疲労感、ふるえなど副作用も多く現れます。このことから、ＣＢＤを用いてエンドカンナビノイドシステム（ＥＣＳ）を調節することで、従来の治療法では得られなかった選択肢が得られると考えています。（※２０４）

腸は第2の脳と呼ばれていることもあって、脳内で多いCB1受容体が腸管と腸の神経に存在しており、腸の運動性、胃酸や酵素の分泌、神経伝達物質、ホルモンの分泌を調節します。（※205）他にもCBDはプロバイオティクスと同じメカニズムで、NF-κBの阻害を介して腸の炎症や痛みを軽減することが報告されています。（※206）

■炎症性腸疾患（IBD）

腸に炎症症状が広がっている疾患を炎症性腸疾患（IBD）と呼んでおり、その中でも難病指定にもされている潰瘍性大腸炎やクローン病についてお伝えします。

潰瘍性大腸炎は、大腸粘膜にびらんや潰瘍などを生じて下痢や血便などを起こす活動期（再燃期）と症状のない寛解期を繰り返します。炎症の広がり方によって症状も変わり、重症化すると栄養の不足や貧血などを起こすこともあります。（※207）

クローン病では、潰瘍性大腸炎との違いとして口から肛門までの消化管全域に炎症などの病変を起こします。栄養療法が必要になることが多いなど異なる治療が必要になります。（※208）

また、どちらも原因がはっきり分かっていないことや若い年齢層でも発症するため、医療機関の受診が不可欠であり、食事療法と薬物療法の併用で定期検診しながら症状を観察していくことになります。

海外では、潰瘍性大腸炎やクローン病の症状緩和目的に、約半数の患者が吸入大麻の使用経験があり、それによって生活の質や疾患を改善する可能性があるとされています。（※209）（※210）ＣＢＤは、誘導型一酸化窒素合成酵素（ｉＮＯＳ）、炎症性サイトカインのＩＬ1-β、ＩＬ-10、シクロオキシゲナーゼ-2（ＣＯＸ-2）を軽減させることで大腸炎を予防します。さらにＣＢＤが、ＰＰＡＲγの活性化によって過度な炎症を抑えて腸の炎症を軽減させます。（※211）（※212）しかし、ＴＨＣを含んでいない場合には、適切な治療効果が得られない可能性もあるため、日本ではこれから独自に臨床研究していく必要性がありそうです。

【皮膚・皮膚付属器官疾患】

■アトピー性皮膚炎

アトピー性皮膚炎は、かゆみのある湿しんが、慢性的に良くなったり悪くなったりを繰り返す皮膚疾患です。特に皮膚のバリア機能が低下しているため、外からの抗原や刺激が入りやすくなってしまって、免疫細胞が過剰に反応してアレルギー性の炎症を引き起こします。アトピー性皮膚炎を悪化させる要因は、食品、紫外線、ストレス、汗、カビ、ダニなど1つの要因だけでなく、さまざまな要因が複雑に絡まり合っており、皮膚表面だけでなく体内の問題によることもあります。また、かゆみを感じる神経が皮膚の表面まで伸びてきてしまって、かゆみを感じやすい状態となっており、かくことによりさらにバリア機能が低下するという悪循環に陥ってしまいます。

標準的治療は、スキンケア、薬物治療、悪化因子の除去の三本柱を中心にした治療を行っていきます。精神状態が症状の悪化に影響することも知られているため、心のケアも大切になっていきます。（※151）

CBDはアトピー性皮膚炎のようなアレルギー性の接触皮膚炎において、炎症性サイトカインの放出抑制やFAAH阻害によってエンドカンナビノイドのアナンダミドの増加を介して、TRPV1受容体およびCB2受容体の活性化によって抗炎症効果を発現すると考えられています。（※213）また、CBDは皮膚の表皮に関係する角化細胞（ケラチノサイト）の増殖を調整するはたらきもあります。（※214）CBDの経皮吸収によってもたらされる効能は、アトピー性皮膚炎患者の生活の質が改善し、かゆみの改善にもつながっています。

また、表皮水疱症の症例報告ではCBDの経皮吸収によって創傷治癒の促進や水疱の減少、痛みの改善がみられています。このことから紫外線、火傷による水疱にも効果が期待できます。（※176）

さらに、精神的なストレスをCBDが軽減し不安やうつ症状を和らげることは、前項でもお伝えしました。これによって、精神状態が関係する皮膚症状の悪化の影響を抑えることができます。

■尋常性痤瘡（ニキビ）

ニキビには、大きく分けて「思春期ニキビ」と「大人ニキビ」の2種類があります。思春期ニキビは10代に多く見られ、成長期における皮脂の過剰分泌が原因でおでこと鼻のTゾーンにできやすいです。皮脂の過剰分泌によって毛穴に皮脂が詰まりやすくなり、ニキビの原因となるアクネ菌が繁殖しやすくなります。ホルモンバランスの乱れも関与してきますが、20代前後になると安定してきて思春期ニキビは自然に治っていきます。

大人ニキビは、思春期を過ぎて大人になってからできるニキビです。主に顎、口周りの

Uゾーンにできやすく「吹き出物」と呼ぶこともあります。その原因は、多くの場合、不規則な食生活、寝不足、飲酒や喫煙、ストレス、間違ったスキンケア、ホルモンバランスの乱れなどさまざまな要因が重なっています。これらの要因によって、肌のターンオーバーのリズムが乱れ、古くなった角質が溜まって毛穴が詰まりやすくなり、ニキビを発生させると考えられています。また、大人ニキビは治りにくく、同じところに繰り返しできやすいのも特徴です。

思春期ニキビの場合には皮脂を減らすスキンケア、大人ニキビの場合には生活習慣の見直しに重点が置かれます。（※215）

CBDは、脂腺に存在する皮脂細胞において、エンドカンナビノイドのアナンダミドの増加やTRPV4受容体の活性化を介して、皮脂細胞の増殖と皮脂の分泌を抑制します。また、アデノシンA2a受容体を遮断し、炎症に関係するNF-κBのシグナル伝達を阻害することによって抗炎症作用を発現します。（※216）他にもCBDが、表皮ブドウ球菌と黄色ブドウ球菌に対して殺菌作用があることからニキビ治療において有効と考えられています。（※217）（※218）皮脂の異常に関係する脂漏性湿しんでも有効性が報告されています。（※219）また、ニキビ跡についてもCBD軟こうを用いたことで改善と消失

が報告されています。（※１７６）

■乾癬

乾癬は、皮膚の慢性炎症を伴う皮膚疾患です。皮膚症状の見た目や現れる場所は人によってさまざまですが、頭皮や髪の生え際、肘、膝など比較的外からの刺激を受けやすいところに出やすいという傾向があります。典型的な症状は、炎症反応によって赤い発しんとなっており、正常な皮膚と比べて10倍以上の速度で皮膚の細胞が分裂することで角質が少しずつ盛り上がり、過剰な角質がフケとなって剝がれ落ちる症状を示します。乳幼児から高齢者まで幅広い年齢層で発症し、国内の乾癬患者は約43万人（約３００人に１人）といわれています。乾癬の原因については、研究が進んでいますがまだ解明されていません。今のところは、乾癬になりやすい体質があり、そこに感染症や精神的ストレス、薬などのさまざまな要因が加わって発症すると考えられています。

ＣＢＤは、活性酸素種（ＲＯＳ）の産生抑制を通じて、炎症反応を軽減させることで改善が期待されています。（※２２０）臨床研究の症例数は少ないですが、ＣＢＤの経皮吸収で乾癬が改善したという報告や、（※２２１）ＣＢＤシャンプーで頭皮乾癬が改善したとい

う報告があります。（※219）

■発毛

男性ホルモンに関係する男性型脱毛症（ＡＧＡ）や免疫学的な異常によって起こる円形脱毛症に対して発毛効果が一部ですが報告がされています。ＣＢＤは低用量では毛髪の成長に良い影響を与え、高用量ではＴＲＰＶ４受容体の活性化などを介して毛髪の成長を抑制する報告もあります。（※222）国内でもＣＢＤ軟こうとＣＢＤの摂取の両方で発毛した症例もありますので、これからの可能性に期待したいです。（※223）

アメリカの研究では、ＡＧＡと診断された男性28人、女性7人に１日１回のＣＢＤの局所投与６ヶ月行われました。その結果、頭頂部で男性が１２０・１％、女性が64％、側頭部で男性が74・１％、女性が55・２％の毛髪の増加が報告されました。（※224）

【がん・痛みの管理】

医療大麻のワードのきっかけにもなっているると言えるがんやそれに関わる疼痛の内容になります。特にがんの治療に関して、多種多様ながんが存在しているため、がん種別ではなく共通するCBDの効果についてお伝えさせていただきます。またCBDを併用させることで抗がん剤の副作用軽減や、治療者の生活の質の向上によって治療の経過が良くなる報告も存在しています。

■がん

CBDの基礎研究の内容では、ぼうこうがん、脳腫瘍、乳がん、大腸がん、白血病、肺がん、皮膚がんなどについて期待できる結果が出てきています。（※225）CBDは、がん細胞の増殖を阻止することや、血管新生を防ぐことも分かってきました。（※226）（※227）そして、大麻草ががん治療において重要なことは、CBDとTHCの相乗効果があることやテルペン、フラボノイドをはじめとする大麻草由来のフィトケミカルで起きるアントラージュ効果が大切であることが示されています。（※228）2013年の研究でも、含まれるカンナビノイドが多様なほど治療成績は良い結果になった報告があります。（※229）また最近の研究では、CBDが抗がん剤の効果を高める結果も出ており、少ない抗がん剤の使用で、副作用の少ない治療を可能にできる結果も出てきました。（※230）日本では、まだまだ治療で使用されるには法律的な兼ね合いも含め時間がかかりそうですが、今後の世界の臨床の内容も開示されることで使用可能になればと思います。

■痛みの管理

緩和ケアで行われるがん性疼痛に限らず、慢性的な疼痛によるケアにも有効な手段とされています。特にこの分野は、ＣＢＤよりもＴＨＣによる有効性が古くから確立されているため、ＣＢＤだけの効果はまだ発展途上にあるようです。

そんな中でも、ＣＢＤを低用量で摂取することでＦＡＡＨ阻害によるエンドカンナビノイドの増加やＴＲＰＶ１受容体を遮断し、痛みを感じにくくすることにつながると言われています。（※２３１）（※２３２）また、海外で行われたペインクリニックに通う慢性疼痛患者の調査では、ＣＢＤが痛みを軽減し、麻薬性鎮痛薬のオピオイドを含む鎮痛薬を減らした報告があります。（※２３３）ニュージーランドでの４００人を対象とした調査では、医師が処方したＣＢＤオイルによって痛みや生活の質が改善したと言われています。（※２３４）このように他の鎮痛薬の代わりとなって減薬することが可能になり、患者の生活の質を上げることでより治療しやすい状況にしていると言えます。

【その他】

■歯科領域の可能性

ベルギーの研究では、18〜45歳の60人から歯垢を採取し、5つのカンナビノイド群（CBD、CBC、CBN、CBG、CBGA）と3種類の市販の練り歯磨き群に分けて、それぞれ歯垢からの細菌の培養を24時間行いました。その結果、カンナビノイドを加えた検体すべてで市販の練り歯磨きよりも細菌コロニーの数が少ないことが報告されました。（※235）

顎関節症において、CBDの塗布によって咀嚼筋の筋弛緩効果と疼痛の軽減がみられました。（※236）最近では、歯垢中の細菌に対して、CBD含有のマウスウォッシュや歯磨き粉が歯に存在するプラークを減らして、菌の増殖を抑制するという報告もあります。

歯科領域におけるCBDの可能性もまだこれからと言えます。（※237）（※238）

■依存症治療の可能性

アメリカ精神医学会の診断統計マニュアル第5版（DSM55）によれば、依存症はアルコール、THC・PCP・LSDなどの幻覚剤、吸入剤（塗料のシンナーや接着剤など）、オピオイド系鎮痛剤（コデイン、オキシコドン、ヘロインなど）、鎮静剤、催眠薬、抗不安薬、コカイン、メタンフェタミンなどの覚せい剤、タバコの使用によって発展する可能性があるとされています。（※239）海外では薬物依存症にCBDを用いている傾向があり、覚醒剤や麻薬の依存症から離脱させることに成功している症例もあります。（※240）（※241）日本では、あまり薬物依存症に関して一般の方にとって現実味がないかもしれません。しかし、通常の治療を行っていたとしても、薬剤師側の目線から見ると咳止めの薬としてドラッグストアでも手に入る「コデイン」や、心療内科から長期間処方されている多種多様な「抗うつ薬」「抗不安薬」「睡眠薬」、または痛みがあれば常時使う「鎮痛薬」など法律違反にはならないラインであっても薬に依存している状態と感じてしまう事例に出くわすことがあります。（※242）そもそも日本人は薬があることで安心する国民性でもあるように感じます。CBDがこのような無駄に処方され続けている薬たちを減らすことにつながると私は思っています。CBD使用者の購入目的の中には「減薬」「断薬」を目的にしている方もいることから、この現象を海外では「ピル（錠剤）よりもポット（大麻）」と表現されるようになり、健康志向の表れなのかもしれません。（※170）

２０２０年に漢方薬を使った健康食品ブランドが行った調査によれば、Z世代（１９９

0年後半2000年代に生まれた人たち）の8割は、西洋式の化学成分表記のサプリメントよりも漢方薬の薬草を選ぶ傾向があることが示されています。こちらも単一成分よりも複合成分を選ぶような流れがZ世代から始まっているのかもしれません。（※243）

またアルコール依存症では、お酒を飲んでいないとイライラするなどの症状があります。そこまでは行かないけど、お酒が好きで飲んでいるのではなく、ただストレス発散のために飲んでいる場合には二日酔いやアルコールによる代謝でだるさやむくみといった症状が現れる方も多いと思います。アルコール依存症の場合には、神経細胞の変性があることが分かっており、ＣＢＤは神経保護作用で神経を守ることが示されています。（※244）またアルコールによる肝臓のダメージもＣＢＤが軽減させることが動物実験で示されています。（※245）

タバコの依存の場合にも、被験者がタバコを吸いたいときにＣＢＤを吸入させると、1日の喫煙本数が40％減ったことが臨床試験で示されており、ＣＢＤは禁煙にも効果を発揮すると言えます。（※246）

このように、日常生活にある衝動的な行動を抑えるためにＣＢＤを用いることで、アルコールやタバコがなくても心が安定した状態で過ごせるきっかけになります。

第5章

今からでも身につけてほしい考え方

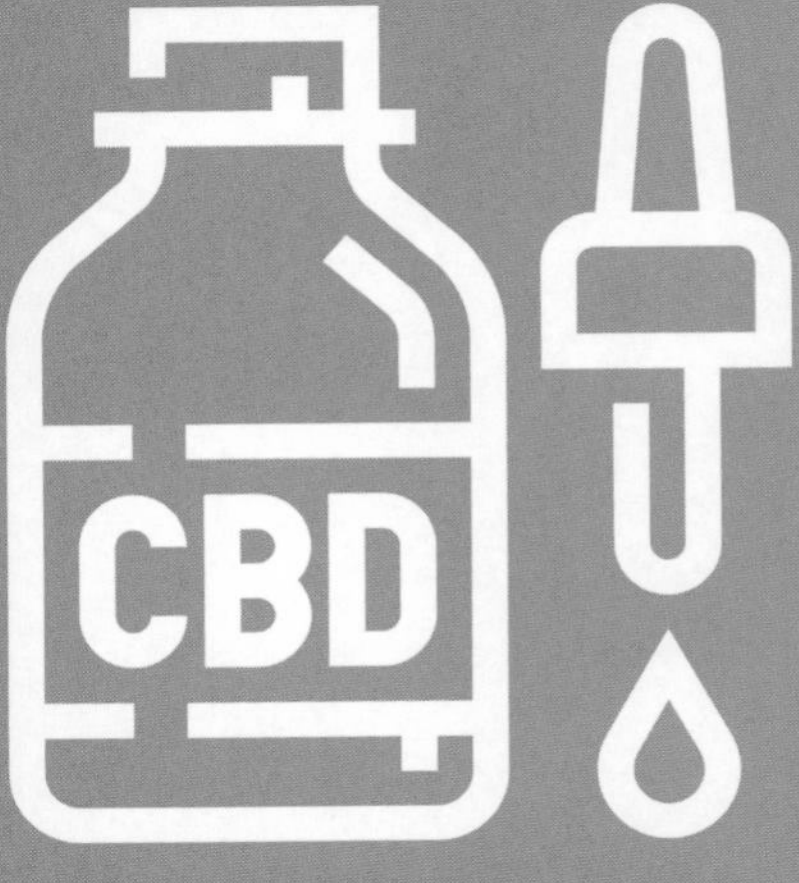

健康観・美容観は常にグラデーション

この章からは、CBDに関係する詳細から少し距離を置きつつ、日常生活でCBDを取り入れることによって皆さんに意識してほしいこと、気づいてほしいことをお伝えします。その中で、私が日頃意識している自分の体・心・魂にもたらす多面的な影響にフォーカスして感じること「ホリスティック（全人的、包括的、調和）」に関係した内容に触れていただければと思います。

まずは、健康や美容に関する価値観についてです。近年少しずつではありますが、健康あってこその美容（健康美）であって、健康と美容はつながっていることを感じるようになってきた人が増えてきたように感じています。特に健康に関しては、新型コロナウイルス感染症まん延もあって感染症から身を守る免疫について、働き方の変化によって感じるようになった不調で、今までよりも健康に関する意識が高まっています。

さらに別の角度からは、日本の薬に対する信仰の強さを感じる場面もありました。感染者数（正確にはＰＣＲ陽性者数なので感染・発症しているとは限らない）の増加によって予防接種を求める一般の方の長い列や、一部ネットからの情報を得て科学的な裏付けが不十分なまま、個人が海外輸入によって診察や処方箋なしで薬を購入し、予防的に使用する報道もされました。そこには、世代間の薬に対しての認識の差も大きく現れたように感じました。

皆さんは健康であること、病気であることについてどんな物差しを持っていますでしょうか？

大半の方が健康と病気は、白黒の物差しになっている方が多いと思います。そうなってしまうと風邪のようなちょっとした病気（急性病）から、薬を常に飲み続けなければならないような病気（慢性病）になってしまった人は「健康にはもう戻れない」と諦めてしまいます。また健康意識が高すぎるが故に、病気に対しての嫌悪感も強くなってしまって日々の生活に制限をかけてしまっている方もいます。その制限は、本人の自覚がないままに健康こそが人生をすべて捧げて成し遂げる生きがいとなってしまっている方も少なから

【ホリスティック医学と現代医学の健康観の違い】

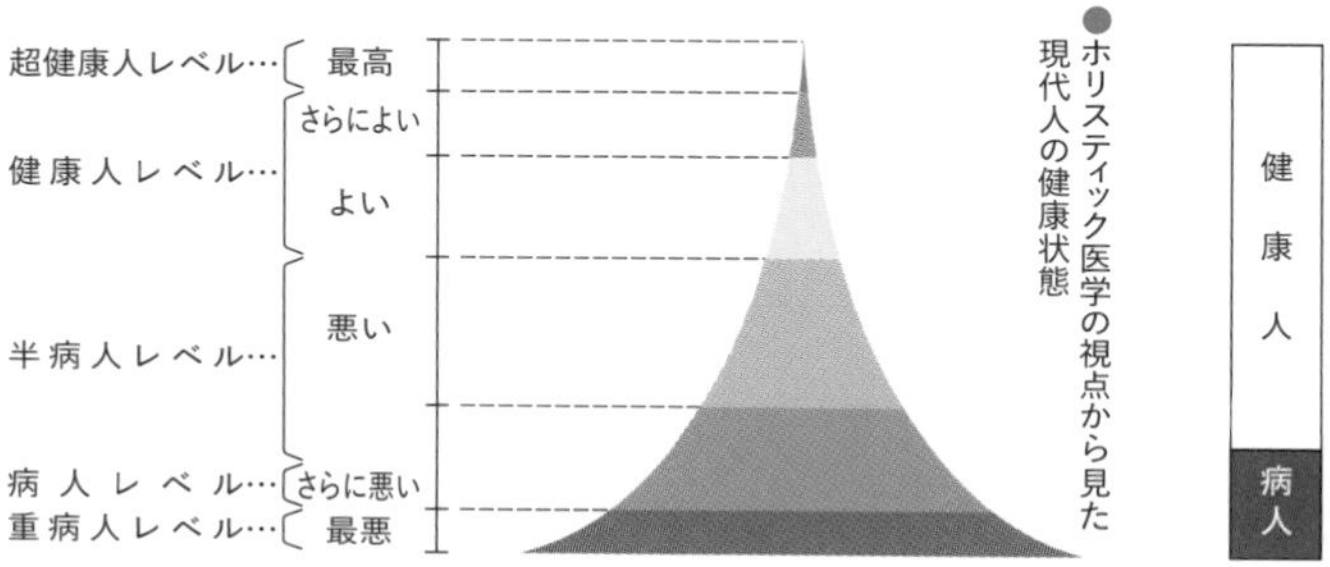

ずいます。
　現代における私たちの近代西洋医学も同じような白黒の物差しになってしまっています。皆さんも現実に経験したはずです。新型コロナウイルス感染症まん延によって、検疫として感染した人を分けました。それを悪く言いたいのではなくて、その後回復したにもかかわらず、感染した人という過去の汚名のようなものを背負ってしまった人もいるはずです。感染していない人と表現してしまうのも本当は語弊があって、自己免疫で対処できて発症していない人というだけなので、滅菌室のようなマウスのいる部屋でない限りは感染していない人は本来誰もいないと私は思います。
　薬を処方されて医師・薬剤師から「この薬と一生のお付き合いになります」と言われたからと、健康を諦める必要はないのです。本来の健康観というのは健康か、病

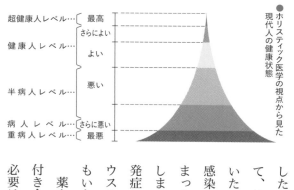

気かの2つの白黒の物差しではなく、グラデーションになっているのです。東洋医学では、健康・未病・病気の3つの物差しで語られることがあります。それもまた、グラデーションの健康観なのです。健康意識が高い人には、最上級の健康な状態を目指している方もいれば、程よい健康習慣を身につけながら日常生活や社会に適応して生きていく選択をする方もいます。「あなたは、どんな健康状態でいれたら満足ですか？」それがホリスティックな健康観として一人ひとり異なる健康状態を目指して、健やかに一生を終えられるようにすることが本当は大切だと私は思うのです。

美容についても同様なことが言えると思っています。人生100年時代と言われるようになってから数年が経ちますが、肉体的な部分のアンチエイジングだけでなく、見た目のアンチエイジングも大切な軸に今後もなっていくと思います。これからさらに定年が延びれば、私たちが仕事をする期間も延びていきます。その際に、老いている姿を見せている状態では、仕事の継続や受注の機会を失っていくことにつながります。年齢を超越した「美魔女」や「美魔王」のような状態になれとは言いませんが、アンチエイジングで今後も健やかに体を動かすことができて、思考や会話などの雰囲気から活力が感じられるような人にはなれるはずです。

見た目のアンチエイジングとして、美容医療を用いた診療を受けることを否定するつもりはありませんし、お化粧のすばらしさも美容専門学校にいる講師の立場から、生徒たちの様子を見ていれば理解できます。自身が持つ美容観も健康観と同じで、グラデーションになっていると思います。あなたの持っている素材の良さを活かした美容をしていくこと、それに加えて外側の美だけでなく、内面の美容も大切な要素になっていきます。それは、肉体的な老化の話だけでなく、精神的、魂の一部が反映される気質が自由に放たれて、人を魅了する美しさというものも存在します。一人ひとりの生きる力が放つ美しさがホリスティックな美容観（ホリスティックビューティー）と私は解釈しています。

皆さんがＣＢＤに限らず、サプリメント、漢方薬、ハーブなどを生活に取り入れていこうとした際に、このホリスティックな健康観と美容観について意識していただけたらと思います。

今生きている環境の中で、どのようなレベルまでになれば満足なのか？

取り入れることによって、どんな自分になっていたら嬉しいのか？

このような自分と向き合う作業を並行して行うようにしてみましょう。

不調や病気を招く 科学的にも証明されている見えない力

この書籍でもお伝えしてきていますが、私たちの体には体内のバランスを整えてくれているホメオスタシス（恒常性）が存在しています。多くの不調や病気は、ホメオスタシスのバランスが崩れたことで起きています。皆さんには、CBDを通して再度このことを認識する機会にしてもらえたらと思っています。そして、ホメオスタシスが滞りなく機能すれば、私たちの本来備わっている自然治癒力がはたらいて適切な治癒が行われていきます。自然治癒力は、風邪や切り傷のようなものだけに適応される話ではありません。自然治癒力という言葉に抵抗がある方も、自分の生きる力を今一度呼び起こしてほしいのです。

ホメオスタシスのバランスを崩す1番の要因は、自律神経の乱れであることが多いとCBDのエンドカンナビノイドシステム（ECS）の内容も含め理解できたと思います。自律神経は、本当に繊細な機能だと私は思います。自律神経は、交感神経と副交感神経のバランスで常に機能しており、朝の目覚めのために交感神経を少しずつ高めて覚醒を促し、夜になるにつれて副交感神経が少しずつ高まり鎮静へと促していきます。日照時間や気候の変化のように交感神経が高まりやすい時期、副交感神経が高まりやすい時期があるように、自然と一体となって変化しているようにも感じます。このような理由から「生物は皆、もとは一つの存在」として人間も地球の一部である「Ｏｎｅｎｅｓｓ」の考えが広がっているのでしょう。

不調や病気の最初の兆候の多くは、見えない何かによって起きているアンバランスな力がはたらくことで自律神経の乱れとなって体や心に症状として表現することにつながっていると私は思っています。あえて「見えない何か」と表現したのはスピリチュアルなことが起きていると言いたいわけではなく、本当に私たちに物質を持たないものが影響することが多いことを皆さんにも気づいていただけたらと思い、このように表現しました。例えば、ストレスなんて正真正銘物質を持たない見えないものですが、私たちの体や心に影響を与えているのはまぎれもない事実です。ストレスのような外側からくる力によって私たちは、自律神経が乱れ、不調や病気の最初の兆候を表すことが多いのです。逆に、この外側からの力に対しての捉え方を自分で変えることや、対策を事前に準備していくことによって自律神経を守ることができます。思考、信念、感情が私たちの身体的健康に非常に大きな影響力を持っているのです。

見えない力は、他にも存在しています。近年は科学的な進歩によって量子物理学や遺伝子の領域で、私たちは自分自身の体の見方を変える必要性が出てきています。

量子物理学の分野では、すべての物質は固有の振動（バイブレーション）を持っており、常にエネルギーの波を発しています。私たちも細胞からさらにミクロな世界へ行けば、おのずと原子や電子、量子の世界観へ向くことになります。原子や電子、量子は常に振動し続けています。私たちも原子の集合体ですので、その周りにある電子があり、常に一定の速度と周期で原子の周りを回っています。このことから、電子は最小の宇宙と呼ぶ方もいます。あらゆる物質と同様に私たち一人ひとりにも振動を発する音叉があり、常に振動しています。昨今、日本でも一部治療院で広がり始めているメタトロン、ＱＸ－ＳＣＩＯなどの量子波動測定器は、この臓器ごとのバイブレーションを計測し、そこから本来生じるはずのないバイブレーションのズレを検知していきます。このズレを熱力学の用語で「エントロピー」と呼んでおり、物質の乱雑さの指標とされています。例えば、氷に熱エネルギーをそそぐと、次第に水の分子の周りを回っている電子はエネルギーの影響で回転が早まります。これによって、次第に物質の形態が変化し、氷の個体の状態が液体、そして気体へと変化します。この変化は、エントロピーの数値が上がることで物質が変化する現象です。量子波動測定器の場合には、エントロピーの増大は臓器の障害が始まっており、不調や病気の兆しとされており、健康の補助的なものとして行われています。この内容に関係するものとして、「シュレディンガーの猫」で有名な物理学者のエルヴィン・シュレディンガーによれば

「生命は熱力学の原理に抵抗するかのように情報生命体としての秩序をつくり、これを維持させたり代謝させたりしているのだから、無秩序すなわちエントロピーの増大を拒否しているようなのだ。むろん生物の個体もやがては死ぬのだから、大きくいえば熱死を迎えることになる。(熱力学第二法則より) しかし、そこにいたるまでが物理学の法則に沿ってはいない。生命は個体としての生物活動をしているあいだ、ずっとエントロピー (無秩序さの度合い) をへらし、なんとか秩序を維持しようとしているようなのである」

と著書で述べています。（※247）

私たちに限らず、すべてのものがエントロピーの増大する方向へ行き最終的には崩壊していく、人間で言うとそれは死に向かっているということです。

またアインシュタインが、相対性理論で示した世界一有名な数式「E＝mc^2」があります。エネルギー（E）は、質量（m）と光速度（c）の2乗に等しいという数式によって、エネルギーという見えないものと質量という有機体のものが等しくつながりました。

ここでもう1つのエネルギーが物質に及ぼす影響として、江本勝博士による水と波動に関係する研究についてご紹介します。それは水の入ったボトルに「いろいろな言葉」を書いたラベルを貼っていき、水に言葉の意味をそそぎ込んだあと水の結晶を観察するものです。結果として、「好き」「ありがとう」など愛のある言葉を書いたボトルには美しく完全に均整の取れた氷の結晶ができたのに対して、「嫌い」「ばかやろう」など傷付ける言葉を書いたボトルには形が不規則な結晶ができたとされています。この現象から江本博士は

「水はとても敏感に外の世界の波動を受け取ります。水は本質的、効率的に外側の世界を映し出すのです」

と著書で伝えています。（※248）

私たちの体は60～70％が水分で構成されています。この江本博士の内容から、私たちが見えない言葉のエネルギーの放つ波動からも水を通して体へ影響していることを感じずにはいられない内容です。

これらの内容から、外側から発する振動の波のエネルギーは、自分の思考や意志の影響によって変化できることが知られるようになりました。これは「類は友を呼ぶ」「引き寄せの法則」のようなスピリチュアルな話だけではありません。今では、固有の発する振動が医療や健康の分野でも注目され始め「量子医学」として少しずつ日本でも発展してきています。私たち一人ひとりの持つ音叉の放つ振動の乱れを修正していくことが大切で、その乱れの最初に影響されやすいのがホメオスタシスの乱れということになります。

次は遺伝子の領域についてです。日本でも遺伝子検査が流行っており、さまざまな遺伝子を手軽に解析できるレベルにまでなりました。また特定の遺伝子を解析するにとどまらず、個人の全ゲノム解析を行うことでより細かな解析が行えるようになってきています。この遺伝学の分野では、どうしても私たちが生まれたときに決まっている遺伝子配列について注目されてしまいがちです。例えば、家系の間で遺伝するがん遺伝子などが分かりやすい例です。しかし、私たちはこのような先天的な遺伝子の運命に翻弄されるわけではなく、遺伝学の発展とともにもう1つ特定の遺伝子について後天的にスイッチをON or OFFできることが知られています。これが「エピジェネティクス」（後天的遺伝学）と呼ばれる分野です。エピジェネティクスは、遺伝子配列の変化に関係なく、遺伝子発現を制御・伝達するシステムのことを指しています。私たちの体は皮膚、胃、肝臓などさまざまな組織でできています。しかし、これらは別々の細胞で構成されているわけではなく、どの細胞も基本的には同じ遺伝情報を持っています。それにもかかわらず、別々の細胞になれるのは、細胞の中で変化する際に「使う遺伝子」と「使わない遺伝子」に特殊な目印をつけているからです。この目印となっているタンパク質が、エピジェネティクスの分野では非常に大切になってくる内容になります。遺伝子についている目印は、環境によって取り外されたり、さらに目印が強調されたりすることが分かっています。これによって、私たちにとって不利益な遺伝子を制御してくれていると考えられます。

要するに、環境要因が遺伝子に影響を与えるということです。もっと言えば、私たちの思考や感情、ライフスタイルの選択肢によって良い遺伝子を活性化するのか、悪い遺伝子を抑えている目印が外れて活性化してしまうのかを選択できるということが証明されてい

ます。（※249）

このように量子医学やエピジェネティクスが、私たちの環境要因や私たちの思考面、精神面、感情面、ライフスタイル全般が不調や病気に影響していることを科学の進化でも理解していただければと思います。そして、これらが私たちの健康のために大切になってくるホリスティックなアプローチになっていきます。最近注目されているSDGsで言えば、「誰一人取り残さない世界」のための目標3「すべての人に健康と福祉を」につながる内容がホリスティックな健康観を意識した医療（ホリスティック医療）だと私は考えます。

薬が減ると自分に意識が向き始めるホリスティックなアプローチ

ここからは、ホリスティックなアプローチによって私たちの思考面、精神面、感情面、ライフスタイル全般を変化させて自然治癒力を感じてもらう、薬が減る感覚を味わってもらうことで個人が変化するために必要な内容をお伝えします。

私は薬剤師なので診察して経過を見ることはできませんが、悩んでいる方と治療を行う側の仲介役をしてきました。例え仲介役だったとしても、紹介先での治療の進行後の変化の報告をしてくださる方もいます。その変化の報告内容を受けて私が感じている内容と一致したものが日本でも翻訳されています。「HEAL 癒しの力」に描かれている「奇跡的な治療を起こす9つの基本的な要因」です。（※250）

【奇跡的な治療を起こす9つの基本的な要因】

1. 食事を抜本的に変えること
2. 健康管理を徹底すること
3. 直感に従うこと
4. ハーブとサプリメントを使うこと
5. 抑圧していた感情を解放すること
6. 前向きの感情を多くすること
7. 社会的なサポートを受諾すること
8. 神とのつながりを深めること

9．生きるための強い意欲、理由を持つこと

この9つの方法を意識することによって、本来備わっている自然治癒力や自分自身に意識が向くようになればと思います。そして、実際にCBDを取り入れながら組み合わせていくと良い健康習慣や療法がいくつかありますので紹介します。

■マインドフルネスで自分の「念」とつながる

日本でもCBDとの組み合わせで一番用いられているのが「マインドフルネス」による瞑想や認知行動療法です。マインドフルネスは、2600年前にブッダが人生の苦悩から解放されるための要として提唱した心の持ち方や在り方のことであり、「今の瞬間の現実に常に気づきを向け、その現実をあるがままに知覚して、それに対する思考や感情には囚われないでいること」を意味しています。（※251）CBDは、この書籍で多くの内容をお伝えしてきておりますが、体の緊張や心の高ぶりを和らげて瞑想を行いやすくするために用いられます。CBDをお供にして、自分の体・心の感覚が瞑想を通して研ぎ澄ませ、思考に対しても過度な反応をしない練習をすることで、日常生活の中での自分の素直な感

情や感覚に気付きやすくなるはずです。

■分子栄養療法で生体反応を円滑にする

分子栄養療法（オーソモレキュラー栄養医学）は、血液検査や食習慣をもとに個人に必要な栄養素を補う療法です。これは厚生労働省が定めている「日本人の食事摂取基準」をもとにした栄養学ではなく、治療や更なる健康増進、予防医学を念頭に置いたテーラーメイド栄養学です。そのため、血液検査の結果次第では、栄養解析レポートによって高濃度の栄養素が必要になるケースもあります。偉大なる発明王のトーマス・エジソンは「未来の医者は薬を使わず、食事を重視し、病気の本来の原因を探し、予防するという、人間の基本を大切にして治療をするであろう」と名言を残したとされています。そして、私が仲介役として関わった方々の中で減薬の経験をさせていただけたのが分子栄養学でした。通常の薬物治療に加えて、分子栄養学の治療を並行して行うことができます。またＣＢＤもこの分子栄養学との相性が良いと私は感じています。薬が減っていくことを感じながら、ご自身の体や心と向き合ってどんどん本来の自分の生きる力を取り戻すことにつながればと思います。

【体内時計 24時間周期】

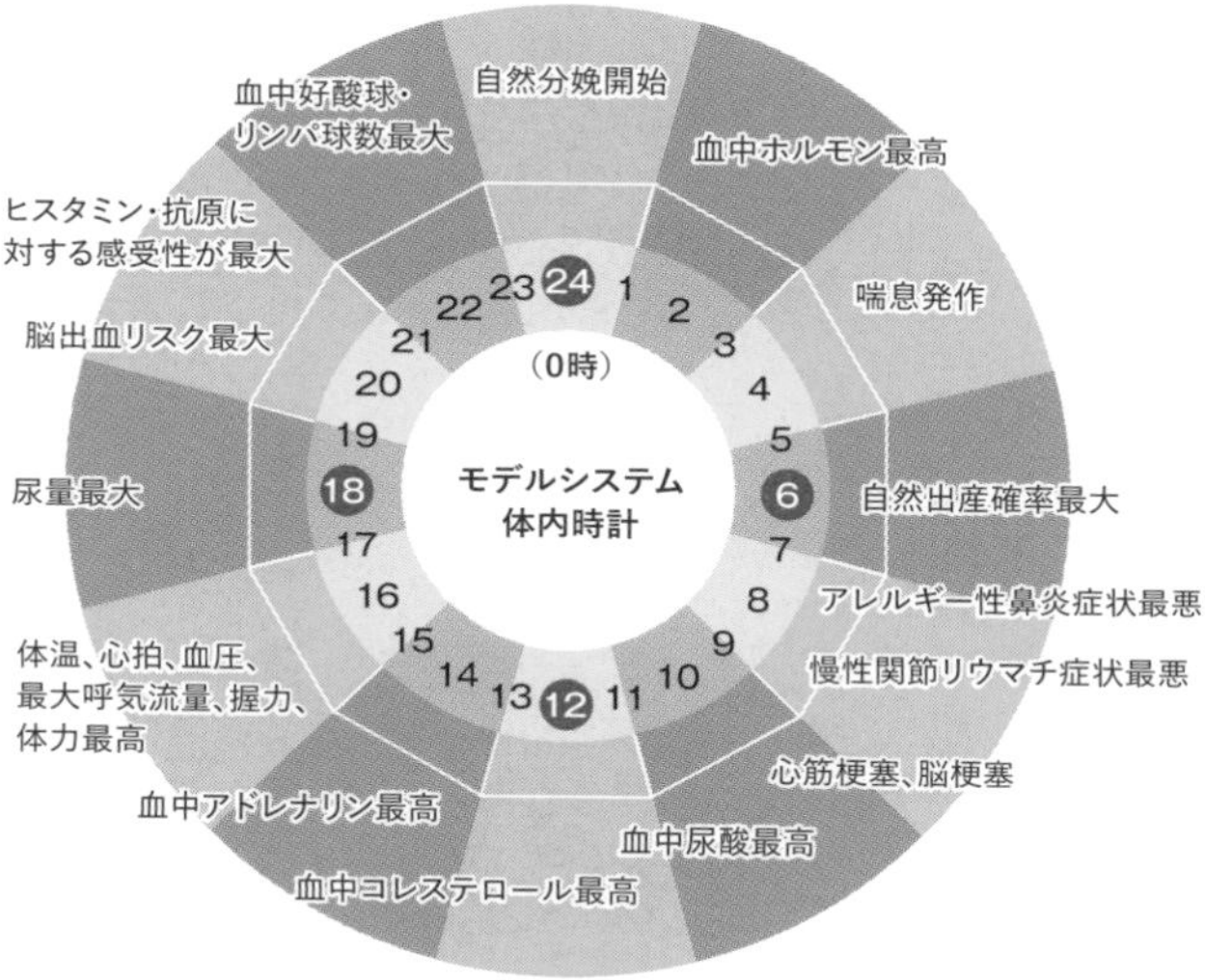

いろいろな生理現象について、1日のうちに起こりやすい時間帯があるのが分かってきています。

■時間薬理学という治療概念

最近は体内時計に関係した研究も盛んに行われており、時間薬理学という概念が存在します。私たちの体内時計によって薬の吸収率や効果の違いが現れるというものです。例えば、吸収については小腸の血流が良い昼間の方が吸収されやすくなります。肝臓により産生される胆汁は、脂肪の吸収を助ける役割があり、長く絶食した朝に分泌されやすいことから脂溶性の高い薬は特に朝方の服用の方が吸収されやすくなります。ＣＢＤも脂溶性の物質であるため、朝は少量でも十分吸収率が高くなることが考えられますので摂取量の調節や効果を感じる目安になります。他にも肝臓の血流は、早朝から最大となり夕方に最小となることが知られています。(※252) CBDを取り入れる際には、朝は舌下または口腔によるオイルの摂取を行い、夕方以降はカプセルの摂取と肝臓の代謝を意識して摂取の仕方を変えるのも効果を持続的に感じるためにも大切なことです。

体内時計は、体の生体反応にも関係していることが分かっているため、不調で悩んでいる症状に関係する反応が起こりやすい時間の少し前に薬を投与することで、より効率的に薬を作用させることができます。また最終的には、薬に代わる代替療法で置き換えることも可能性として挙げられています。これをCBDに限らず、分子栄養学による栄養素の摂取、漢方薬の使い方など応用が利く場面は多いです。

■見えない力「電磁波」の体への影響

皆さんがよく知っている振動するエネルギーの波を発しているものといえば「電磁波」があります。インターネットの急成長は目まぐるしく、新型コロナウイルス感染症まん延の影響もあって、テレワークの推進でインターネットの世界はさらに広がりました。皆さんがよく使うカフェやオフィス、近くから飛んでいる無線ルーターからのＷｉ－Ｆｉだって立派な見えない力のエネルギーを持つ電磁波です。４Ｇから５Ｇへと強い電磁波の波になったこともあって、電磁波によって体調を崩す方が前よりも増えてきていると聞きます。私の経験として耳にしているのが頭痛や睡眠障害、運動機能障害、何となくソワソワするといった症状です。

以前に歯科医の奥田恵美先生の症例報告を聞ける機会がありました。高齢者の患者で歩行能力が著しく低下しており、引きずり足で歩行する方の症例でした。その際に、歯の金属製の詰め物をすべて除去したことで、歩行能力が改善する動画を含めた内容で私も驚きの症例でした。その患者は電波塔の下で暮らしていたこともあって、歯の金属製の詰め物がアンテナのような役割をすることで電磁波をまとってしまい、体の動きを制限してしまったことが分かった症例でした。私たちの体は、神経の間は電気信号を流れてさまざまな生体反応に関係していることが知られていますので、外からの電磁波で体の動きまで制限されてしまうことも頷けました。このような金属と電磁波の実例を私たち参加者でも体験させていただきました。もしよかったら皆さんも体験してみてください。

●用意するもの：スマートフォンと胸を隠せるくらいの大きさ（A3〜A4）のアルミホイル

1．二人ペアになって、真正面に立って一人がアルミホイルを胸の前に当てた状態で目をつぶります。
2．もう一人が手を伸ばして相手に届かないくらいの距離でスマートフォンを左右へゆっくり移動させます。
3．今度は、アルミホイルを持たないパターンでも行ってみて、体で感じる違いを相手に伝えてみましょう。

これだけなのですが、アルミホイルなしでスマートフォンを近づけた状態とアルミホイルを胸に当ててスマートフォンを近づけた状態では、スマートフォンが近づくにつれて、アルミホイルを胸に当てた状態のときの方が私は何となくソワソワする感覚が強くなりました。近年は、スマートフォンやパソコンにつけるようなシール型の電磁波対策グッズがあります。私はたまたまスマートフォンケースにそれを貼っていましたので、相手の方と今度はアルミホイルなしでスマートフォンを近づけるのと、電磁波対策シールを貼ったケースをつけてスマートフォンを近づけることをしました。こちらもやはり電磁波対策シールがついていない状態の方でソワソワが強く感じました。これらは私の実体験でしかありませんが、やってみていただけたらと思います。

奥田恵美先生の師匠で全身咬合治療の第一人者である藤井佳朗先生の著書には、スマートフォンではなくアンテナがついている携帯初期のガラケーのもので電磁波の影響が写真付きで示されていますのでこちらも参考にしてみてください。（※253）

■触れることの恩恵

新型コロナウイルス感染症まん延の影響もあって、2020年からソーシャルディスタンスを保っているため、私たちは触れ合うことから距離を置いている状況が長く続いています。皮膚から伝わる影響は大きく、心の反応までも変えることが知られています。例えば、皮膚を温めることによって、対人距離が近く感じるようになり、人との信頼が増す効果があることが分かりました。また柔らかい素材に触れた人は人への印象を柔らかく感じるようになり、硬いものに触れた人は自己中心的になるといった、どんなものに触れたかの素材の触覚によって心の状態が素材に似た状態へと変化することも分かっています。

日本人は皮膚感覚に敏感な民族であるとされており、私たちも良く知る「お手当て」がありますが、これは痛みのあるところや辛い症状で寝込んでいる人に対して手を当ててあげるだけで、手の温かみや柔らかさから癒やされていくというものからきています。日本人は、海外のようにハグしたりするようなスキンシップを大々的には行いませんが、この新型コロナウイルス感染症まん延を期に人の温かみの持つ力を再認識した方もいるかもしれません。（※254）

このようなホリスティックなアプローチによって私たちの思考面、精神面、感情面、ライフスタイル全般を変化させていった結果、皆さんの中で何かしらの変化が起こるようになるはずです。私は、薬を減らす側面からお伝えしましたが、今までの自分の人生がうそみたいに思え、これからが本来の人生と感じて歩み出す方もいます。それくらい、不調や病気は人を大きく成長させてくれる事柄になるのだと思います。少しでも気付きになる内容があり、皆さんの生活が変わるきっかけになれば幸いです。

ニュース、SNSに惑わされないヘルスリテラシー

2020年から私たちは、ヘルスリテラシーについてますます知らないとならない時代へ突入したように私は感じています。そもそも皆さんはヘルスリテラシーという言葉をご存知でしょうか？　リテラシーというのは、経済協力開発機構（OECD）の国際成人力調査では「社会に参加し、自らの目標を達成し、自らの知識と潜在能力を発展させるために、書かれたテキストを理解し、評価し、利用し、これに取り組む能力」とされています。今は、テレビや新聞、雑誌、書籍のような古いメディアから、インターネットを経由した情報、SNS、YouTubeなどの動画コンテンツという新しいメディアも加わり情報が縦横無尽にばらまかれています。この情報社会の進展の結果、精神的な不調に悩まれる方も増えてきています。あふれる情報の中から、自分に合うものを取捨選択し、信頼できる情報源から入手していく力、専門外であっても相手の言っていることを理解していく力が必要になってきています。

特に、医療・健康・美容の分野は人の体に影響するものなのでリテラシーが非常に大切になっていきます。そして、日本は世界的にみてもヘルスリテラシーが低い国であること、女性よりもさらに男性で低いことが今後の問題となってくると私は感じています。皆さんには、第1章で大麻草の歩んだ歴史についても触れました。大麻草は、科学的な理由ではなく、医療面で不利益が多いという理由でもなく、政治的な理由で絶滅までに陥れられた植物です。あの当時の日本人はどんな気持ちで法律を受け止めたのかと思うと、私は重なってきてしまう最近の出来事があります。それは、新型コロナウイルスワクチンの推進です。最初のワクチンが出てきたとき、それまで新型コロナウイルスに対するウイルス関連の情報があまりにも少なく、私はなぜこんなに世間が騒いでいるのかを科学的な視点で理解するのが非常に困難でした。そして、今は少しずつ感染経路や体内の増殖しやすい部位、ワクチンの抗体産生メカニズム、副反応が起きる理由、年代別の抗体価の違いなど多くの情報が仮説も含め出されるようになりました。

私は自分なりに努力して薬剤師になったので、このような情報は自分である程度の取捨選択をすることができます。しかし、医療に精通していない一般の方には非常に難しいことだと思います。いきなりDNA？　RNA？　ウイルスベクター？　スパイクタンパク？　ＰＣＲ？　分子生物学のワードがズラリで頭がぐちゃぐちゃだと思うのです。
それでは、こちらの内容はいかがでしょう。皆さんは新型コロナウイルスが今何種類存在しているかご存知でしょうか？世界保健機構（ＷＨＯ）は、２０２１年までに出現した新型コロナウイルスを３分類しており、懸念される変異株（ＶＯＣ）５種類（アルファ、ベータ、ガンマ、デルタ、オミクロン）、注目されるべき変異株（ＶＯＩ）が２種類（ラムダ、ミュー）、監視中の変異株（ＶＵＭ）３種類（カッパ、イオタ、イータ）の計10種類が今のところ確認されています。（※２５５）
あまり聞いたことがないようなものもあったと思いますが、新型コロナウイルスのおかげで、ヘルスリテラシーを身につけることの重要性に気づいていてくださる方が増えたと願っています。

ここから本格的にヘルスリテラシーについてお伝えしていきますが、まずはヘルスリテラシーの定義からご紹介していきます。

健康情報を入手し、理解し、評価し、活用するための知識、意欲、能力であり、それによって、日常生活におけるヘルスケア、疾病予防、ヘルスプロモーションについて判断したり意思決定をしたりして、生涯を通じて生活の質を維持・向上させることができるもの（※256）

このように定義されており、そこにはいくつかのレベルや段階があるとも言われていま す。ヘルスリテラシーの3段階のレベルについてもご紹介していきます。（※257）

■機能的ヘルスリテラシー（日常生活のレベル：受動的）

日常生活における読み書きの基本的な能力をもとにしたもので、健康や医療に関する情報を理解する力があること。

例：医師や薬剤師から聞いた説明の内容が理解できる。
医薬品の説明書やパンフレットに書いてある内容が理解できる。

■相互作用的ヘルスリテラシー（アドバイスを求める、行動へ移せるレベル：能動的）

医療や健康に関する情報を自分で探したり、自分で聞き出すことができたり、自分で情報を活用する力があること。様々な形のコミュニケーションによって情報の入手や理解を行っていくため、人とうまく関わるための社会性をそなえていることも必要になります。周囲のサポートが得られる環境において発揮できる個人の能力であり、知識をもとに自立して行動することができ、行動する意欲や自信が高められることが重要です。ほとんどが集団のためでなく、個人のための能力です。

例：自分の悩みを伝えつつ、専門家から適切なアドバイスを受け取れる。
周囲からオススメの病院を聞いたとしてもうのみにしないで、その病院について自分で調べた上で納得してから行動に移す。

■批判的ヘルスリテラシー（高度なレベル：専門家）

医療や健康に関する情報をすべてうのみにせず、批判的な視点も含めて分析し、主体的に活用できる力のこと。その情報を日常的な出来事や状況を良くするために利用し、健康を決定している社会経済的な要因について知った上で、社会的または政治的な活動ができる能力を指します。

例：流行している感染症について自主的に調べ、入手した最適な予防方法や対策を共有する。
最新の健康法について自主的に長所と短所を理解した上で、相手の日常に合わせて検討する。

それでは、ヘルスリテラシーが低いことは、健康にどのような影響をもたらすのでしょうか？　特に、機能的ヘルスリテラシーが低いと様々な影響を及ぼすことが明らかになっています。（※257）

●健康診断などの予防サービスを利用しない
●病気、治療、薬などの知識が少ない
●書いてあるラベルの内容が読み取れない
●医学的な体や心の問題の最初の兆候に気づきにくい
●長期間または慢性的な病気を自己管理しにくい
●専門家に自分の心配なことを伝えられない
●慢性疾患で何度も入院しやすい
●何かあれば救急サービスを利用しやすい
●職場でケガをしやすい
●死亡率が高い

その他の相互作用的ヘルスリテラシーまたは批判的ヘルスリテラシーが高いことで得られる関連性も報告されています。(※258)

●ヘルスリテラシーが高い人は、健康的な行動習慣を確立している。

●ヘルスリテラシーが高い人は、仕事のストレスの対処において、積極的に問題解決をしたり他者からのサポートを求めたりすることができる。

ヘルスリテラシーが低い人と高い人では、医療や健康のサービスを受ける上でも大きな差が開いてしまっていることが理解していただけたと思います。

ここからはヘルスリテラシー国際比較をご紹介していきながら、日本に足りないヘルスリテラシーについてご紹介していきます。ヨーロッパでは、一般住民を対象とした、個人の能力だけでなく、日常生活の様々な場面においてヘルスリテラシーがないと困難な状況について測定できる包括的で多様な内容を含む尺度が開発されました。それがヨーロッパヘルスリテラシー調査質問紙（HLS-EU-Q47）として10か国以上で翻訳されています。

HLS-EU-Q47は、健康情報の「入手」「理解」「評価」「活用」という4つの能力を「ヘルスケア」（病気や症状があるとき、医療の利用場面など）「疾病予防」（予防接種や検診受診、疾病予防行動など）「ヘルスプロモーション」（生活環境を評価したり健康のための活動に参加するなど）

【国別のヘルスリテラシーの平均点】

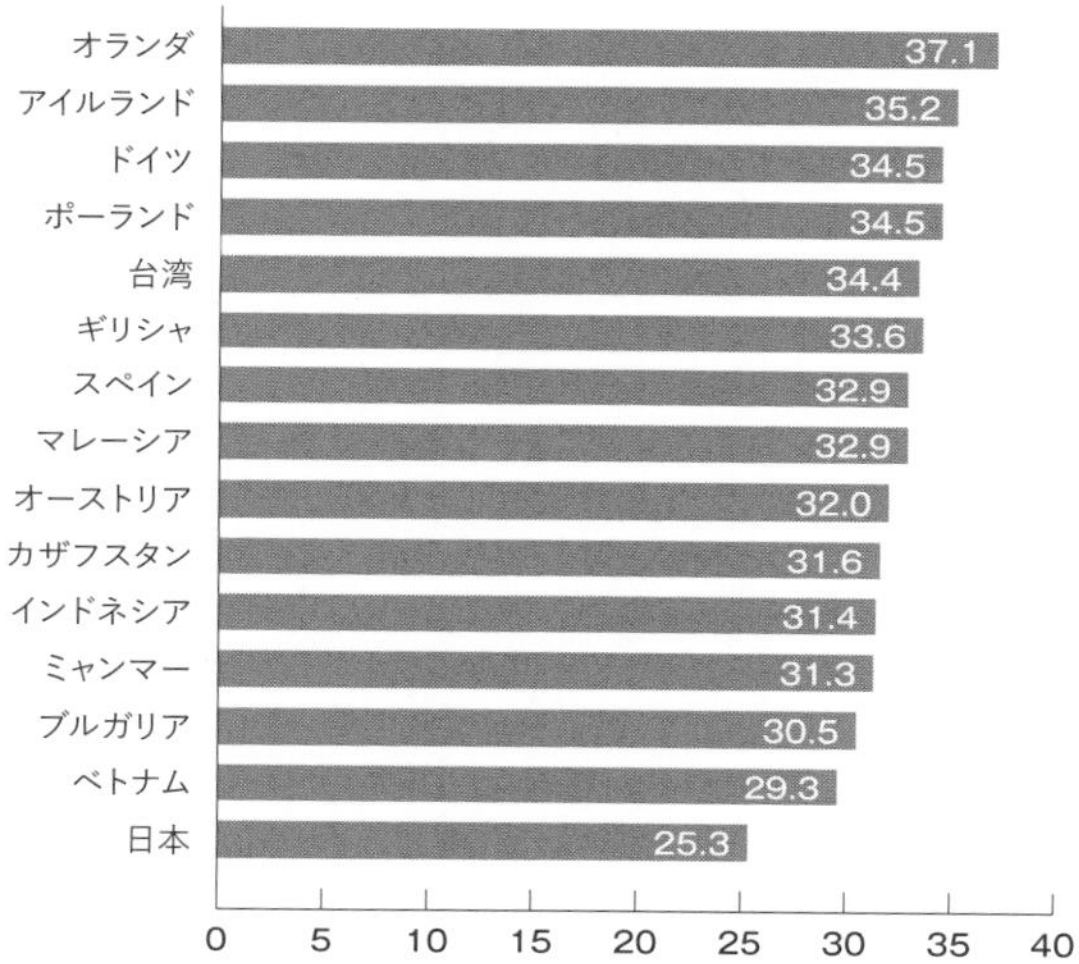

の3領域で測定するものです。

このHLS-EU-Q47を用いてEU8か国と日本を含むアジア7か国の計15か国をヘルスリテラシー50点満点の平均点（男女計）を比較した結果、日本はヘルスリテラシー最下位となりました。（※259）（※260）

ヘルスリテラシーに関して日本とヨーロッパとの比較で最も差が大きかった質問が、「病気になったとき、専門家（医師、薬剤師、心理士など）に相談できるところを見つけるのは」で、日本では6割が「難しい」と回答したのに対してEUでは1割と差が大きく開きました。ヨーロッパと最下位の日本を比べることで、この回答に対する差が開いた背景が3つあることが分かりました。

1つ目は日本のプライマリ・ケアの不十分さです。プライマリ・ケアの定義について、米国国立科学アカデミーの定義と日本プライマリ・ケア連合会による定義を合わせてご紹介します。

「患者の抱える問題の大部分に対処でき、かつ継続的なパートナーシップを築き、家族及び地域という枠組みの中で責任を持って診療する臨床医によって提供される、総合性と受診のしやすさを特徴とするヘルスケアサービスである」

米国国立科学アカデミー

「国民のあらゆる健康上の問題、疾病に対し、総合的・継続的、そして全人的に対応する地域の保健医療福祉機能と考えられる」

日本プライマリ・ケア連合学会

つまりは、プライマリ・ケアは「身近にあってなんでも相談できる地域の保健医療福祉機能」ということになります。日本の医師の大部分は、特定の診療科の専門医であることが多く、総合的な診療を行えるプライマリ・ケア医、家庭医が少ないこと、養成する教育制度も不十分であると言われております。

日本では患者側は、どの医師でも自由に診察してもらえる状況ではありますが、どこで受診した方が良いのかという明確な情報がないため、受診先に迷うことがあるとされています。

それに比べてヨーロッパでは、家庭医制度が普及しているため地域の家庭医にまずは受診することになっている国が多いので、どこへ受診したら良いか迷うことが少ないと言われています。

またヘルスリテラシーの質問の中に「医師から言われたことを理解するのは」で「難しい」と回答した割合が多いことは、プライマリ・ケアの理念の中にある「充分な説明の中で受療者との意思疎通を行うこと」の教育が不十分であるためだとされています。つまり、患者側と医師含めた医療従事者とのコミュニケーションがうまくできない状態で、患者が治療を受動的に受けるということになります。

ヨーロッパでの家庭医は、疾病予防のための健康教育を行う役割もあるため、地域住民のヘルスリテラシーの向上に寄与していることが考えられます。また家庭医制度を含めた健康教育や地域包括ケアの先進国であるため、地域で健康や生活の質の向上のための活動に参加しやすい環境を作り上げてきていることがヘルスリテラシーの高い理由と考えられます。

つまり日本では、患者が身近に相談できるような場所がない上に患者と医療従事者の会話が成り立たない、地域における健康教育の不十分さがヘルスリテラシーの低い理由であると言えるでしょう。日本でも長野県は、健康教育や地域包括ケアを積極的に行っていることでも有名な県で、一時期は「長野モデル」とも言われていました。（※261）このような活動が日本全土に広がっていくことが必要になるでしょう。

2つ目が情報公開の広さです。ヨーロッパの調査でヘルスリテラシーが高い国のオランダには、家庭医や訪問看護師によるプライマリ・ケアが充実している国でもあります。さらにオランダには、サービスの利用者の選択を自由にすることで、サービスの提供者の競争を促進するという考え方があります。（※262）そのため、オランダ国民には選択肢から自由に選ぶためには、情報を入手し、理解して、意思決定する力であるヘルスリテラシーが求められます。オランダは、サービス利用者の権利を守るために、選択に必要な情報を与えることが行われており、情報公開の広さについては、世界でトップクラスの国とされています。

それに比べて日本では、質問の中にある「気になる病気の治療に関する情報を見つけるのは」「気になる病気の症状に関する情報を見つけるのは」「メディア（テレビ、インターネット、その他のメディア）から得た健康リスク（危険性）の情報を信頼できるかどうかを判断するのは」で「難しい」と回答する割合でも他の国と差が大きくなっていました。これは、市民向けの健康情報を分かりやすく示したサイトが少ないことや、日本では医療や健康の論文を無料で検索して読むことができない問題が挙げられています。一般の方の中には、日本語で書かれたものですら検索して読むことをちゅうちょしてしまう方も多いです。それだけでなく、英語で書かれた大半の海外論文を読むためには、論文を有料で買わないとならないという現状も情報の公開を制限していると考えられています。

また日本の場合には、メディアリテラシーの問題もあると考察されております。日本人は、新聞や雑誌、テレビなどの古いメディアへの信頼が非常に高く、高齢になればなるほど信頼できると思っている人が多数派になります。しかし、欧米先進国ではまったく逆になっており、古いメディアは信頼できないとする人の方が上回っています。（※263）それに加えて日本では、自分で考えるよりも、頼ることができる情報が求められる傾向があり、新聞や雑誌、テレビなどでの医師の発言は高い信頼を得がちです。これらも欧米先進国では批判的に見る必要があるにも関わらず、日本ではうのみにすることが問題にあります。

そして、インターネットやSNS、YouTubeによる新しいメディアに対する信頼は、日本では他の国ほど信頼されていません。（※264）インターネットは、誰でも多くの人が参加できるメディアで、SNS、YouTubeによるインフルエンサーも日本では続々と増えてきています。特定の権力にコントロールされにくいことで、身近な方のリアルな情報が得られることで、日本でもZ世代を中心に古いメディアから遠ざかっている傾向があります。このような年齢によって違いがあるわけではありますが、メディアに対して常に批判的である姿勢は大切です。手に入れた情報が、企業や政治団体などの組織がスポンサーにあること、記事を書いているライターのフィルターを通して情報が伝達されていることを意識化することが求められるでしょう。

最後が個人の意思決定力についてです。情報についての内容でも触れましたが、日本では自分で考えるよりも、頼ることができる情報が求められています。つまりは、自分の思考を必要とせず、意思決定力がほとんどいらない、あるいは責任転嫁にも感じられるような情報が好まれていることになります。

「新聞に書いてあったから」
「テレビのニュースで言っていたから」
「○○さんのブログに書いてあったから」
「医師の□□先生が、オススメする治療法なら」
「インスタグラマーの△△さんが、使っている商品の投稿をしていたから」

これらはすべてヘルスリテラシーに関わらず、このあふれた情報社会の中では本当に良くない傾向だと私は思います。ヘルスリテラシーの高いオランダでは、地域看護師が起業して世界的にも統合ケアの成功事例とみなされる在宅ケア組織BUURTZORG（ビュートゾルフ財団）があります。（※265）その創業者で地域看護師のヨス・デ・ブロックは、ビュートゾルフの根底には「自分の人生の中で起きるいろいろなことについて自分で判断して決定できれば、自分の人生に自ら影響を与えられるし、より幸せな人生を送ることができる」という信念があると言います。意思決定できることは自分で人生を切り拓き幸せにつながるということです。意思決定力に関しては、日本と海外の学校教育の差も感じられる部分であると思います。

ヘルスリテラシーは、これからはすべての人が持つことが望ましいものだと思います。しかし、これまでその教育を受けられなかった人の方が圧倒的に多いです。最近は、年金の問題もあってマネーリテラシーは少しずつ上昇しているように感じます。マネーリテラシーと同じでヘルスリテラシーもこれから少しずつ意識していけば良いと私は思います。そのためにも、相談役としてヘルスリテラシーの高い信頼できる人とつながっていることが大切です。そして、収集した複数の情報から自分の意思決定力を用いて情報を扱っていくことが今後はさらに大切になっていく時代になります。ＣＢＤに関しては前の章でも幾度もお伝えしておりますが、今まで研究が止まっていたため、やっと再開した段階にあります。ＣＢＤをきっかけにヘルスリテラシーについても少しずつ学んでいきましょう。

世間の「正しさ」よりも、あなたの中にある「素直さ」を優先して生きる

医療、健康、美容分野というのは、たくさんのことをお伝えしていくとどうしても世間的な正しさやエビデンスを重視した内容をお伝えしてしまうことが多くなります。しかし、私たちの生きている世界は、ますます複雑化しているため、「正しさ」や「エビデンス」がすべてではないと私は思っています。この書籍もできる限りのエビデンスを重視した内容をもとに執筆をしました。しかし、このエビデンスというのは、95%信頼区間と呼ばれる統計学の表現で成り立っています。このデータは95%以上の信頼はありますが、もしかすると5%未満のイレギュラーもあるかもしれませんということです。

こちらも新型コロナウイルスのワクチンの内容が皆さんにとってまだ新鮮みがあると思いますので、例えでお伝えします。今でも世間では、ワクチンを打つことが正しい選択であったとされています。しかし、副反応による弊害も増えており、実際に接種後に亡くなる方や2週間以上経過したにもかかわらず、副反応の症状が改善しない、または接種前の

生活に戻れない方がいるとメディアでも報じています。これがいわゆる、エビデンスの中にある5%未満のイレギュラーということになります。これを多くの方は、自分がなってないからなんとも思わないのですが、実際に自分がなってしまった場合には「5%未満のイレギュラーですので、仕方がありません」と言われても納得できないはずです。これが世間で言う「正しさ」が一概に絶対的な正解ではないと言うことの表れです。さまざまな健康法や美容法も、ある人にとっては、効果を感じられた正しいことなのでしょうが、それが間違いなく自分にも当てはまる保証はないのです。ヘルスリテラシーのところでもお伝えしましたが、情報は自分の意思で精査していくことが必要になっていきます。そこに世間的な正しさを入れてしまうと、もはや自分のためではなく、想像もつかない大きな何かのために身を投げ捨てるようなことになってしまいます。自分のためと世間の正しさは常にイコールである必要はないのです。

別の例えを出しますが、皆さんが包丁で野菜や果物を切ったときの断面図を思い浮かべてください。いろんな切り口が現れると思います。では、こちらの小学校受験で出てくる問題を是非一緒にやってみましょう（次ページ上図）。

上にある果物を半分に切りました。切り口はどんな形ですか。
下の中から見つけて◯をつけましょう。
（答えはひとつとは限りません）

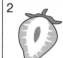

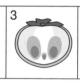

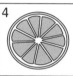

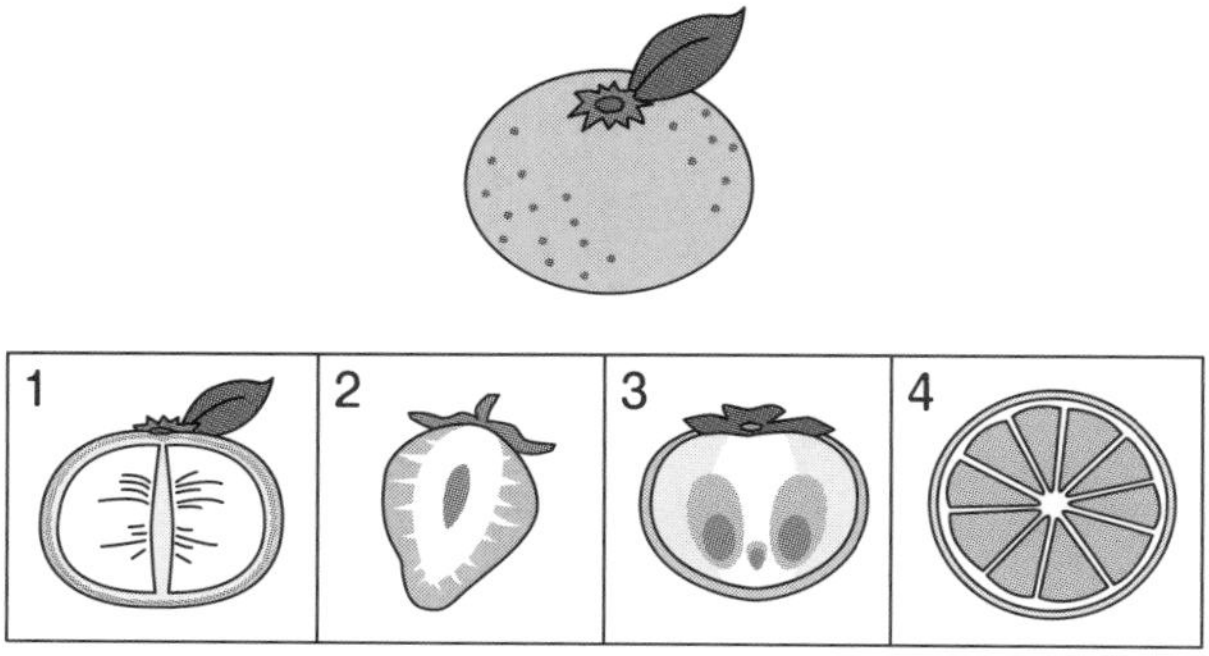

この問題で私が伝えたいのは、見える世界観の違いです。まずはこの果物は何ですか？　みかんと答える方もいれば、海外の方はオレンジと言うかもしれません。もう既に、世間の正しさが覆されてしまっているのがわかるでしょうか？　どんなにみかんだと言い張っても、オレンジであることが正しいと思っている方もいます。

そして、本題の断面図の答えは１、４なのですが、いかがだったでしょうか？　皆さんは、２つ選べましたか？

４の断面図は世間的によく見る「正しい」の象徴とも言えます。

例えどんな思考で答えを導き出したとしても、４の横切りだけが正しいわけではな左はしの果物や野菜を、たてに切ったり、よこに切ったりしました。
切り口の絵を同じものどうしで線結びしてください。

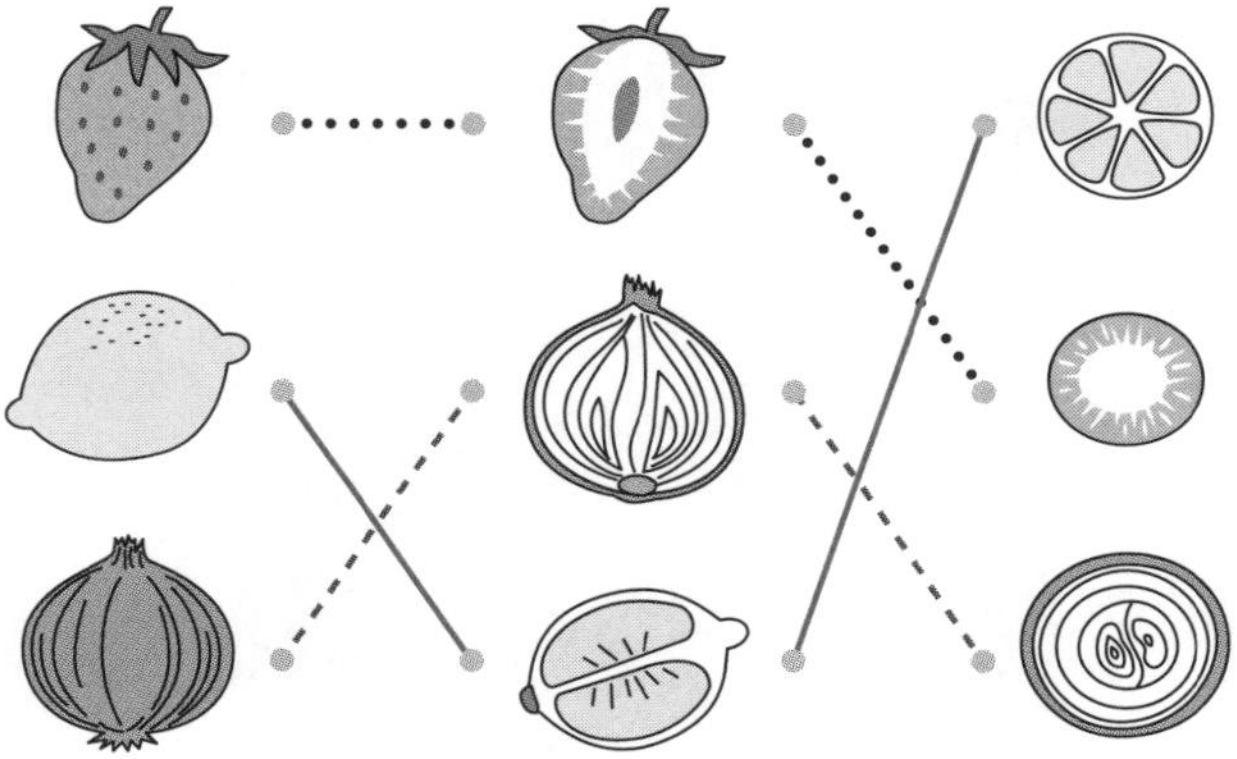

く、1の縦切りも正しいわけですので、様々な世界観をのぞいてみることが大切であることをこの問題から皆さんに感じてほしいと思っています。

それでは、もう1問だけ（上図）。断面図から1つの正しさだけでなく、多種多様な見え方ができることを感じてもらえたらと思います。

この野菜や果物の断面図のように、1つの凝り固まった世界観だけを正しいとして受け止める時代はもう終わったと私は思います。これからはいろんな断面図を見ながら、相手はどんな世界観でこの情報を提示

【「“SEEING” THE FULL ELEPHANT」(完全な象を「見る」)】

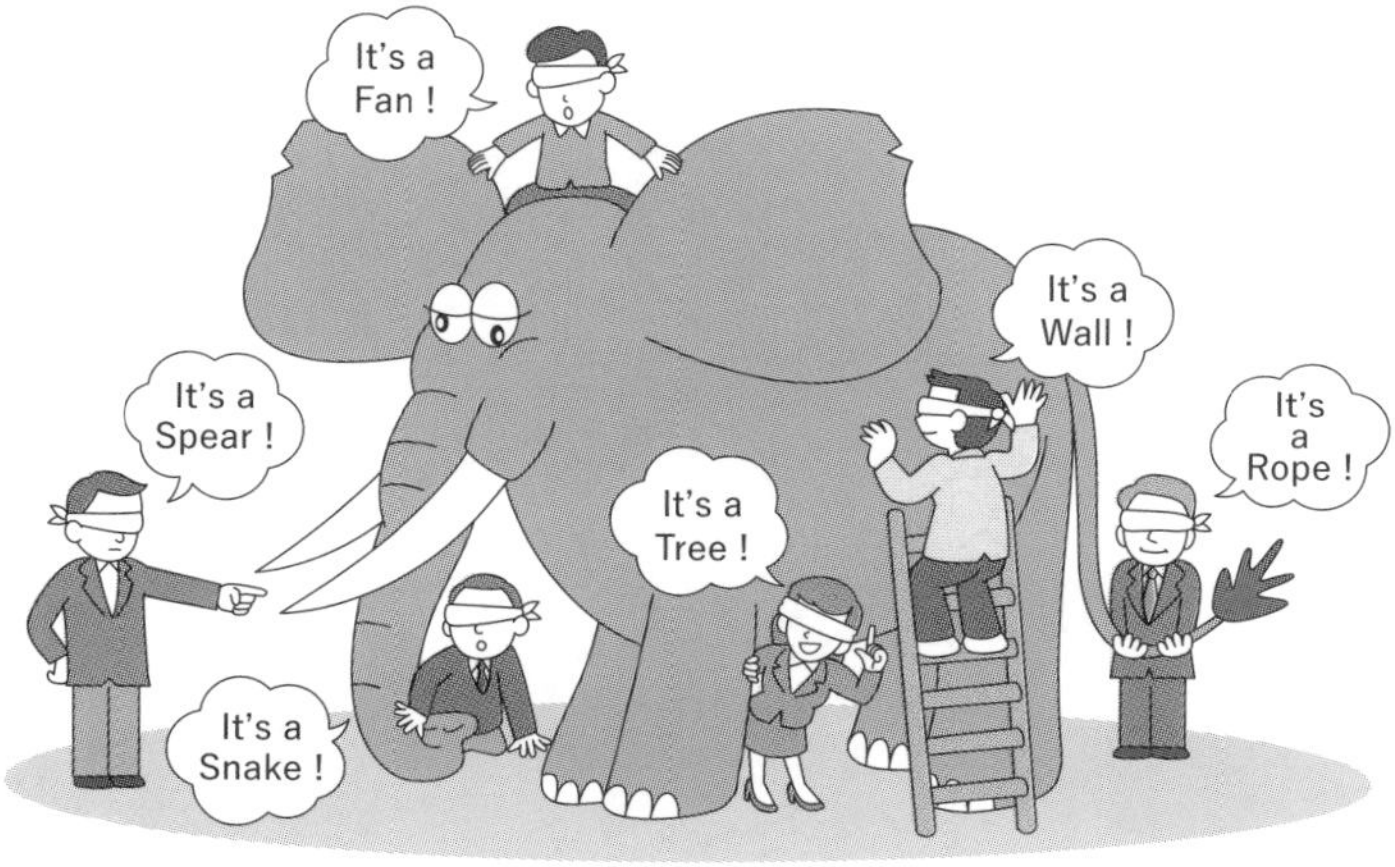
It's a Fan !
It's a Wall !
It's a Spear !
It's a Rope !
It's a Tree !
It's a Snake !

してきているのか、また相手がどんな視点から健康、美容に関する情報を提示してきているのか。私たちは、自分の意思で柔軟に物事を広く捉えることを必要とされています。

その例えとして「〝SEEING〟THE FULL ELEPHANT」(完全な象を「見る」)という言葉があります。

目隠しされた人たちがそれぞれ象を触りながら「それは木です」「それはうちわです」「それはロープです」「それは壁です」「それは槍です」「それはヘビです」と言っていて、それらの情報はすべてある意味正しいのですが、誰も象であることに気づいていないという内容です。6人のそれぞれの視点からの情報を掛け合わせて真実が見えてくることを表現していると私は感じました。一人でやろうとしないで、様々な専門家の意見を自分の中で集結させて1つの答えを自分なりに見つけ出すことをしてみると良いと思います。

実は、自分の意思で柔軟に物事を広く捉えて、自分の答えを見つけることができるようになるとちょっとした嬉しいことが起こります。それは健康法や美容法に縛られることなく、シンプルに生きることができるようになります。これを分かりやすく表現されていたのが、服部みれいさんの著書「あたらしい自分になる本 増補版」に書かれている「食についてのわたしの仮説」という項目があります。(※266)この内容を参考にさせていただき、私の健康法、美容法についての内容に置き換えたものを図に示します。

最初のうちは、心や魂の中のモヤモヤをどうしたいのか分からない状態にあります。そんな状態で手当たり次第に健康法や美容法を試すこと始めます。しかし、ここではどうしても他人からの押し付けによる正しさが影響してしまいやすいです。そこを少しずつ脱せるようになると、魂の中にある自分に素直になった「自分らしい方法」が見つかるようになっていきます。ある意味、オーダーメイドな健康法・美容法が構築されていきます。そうすると次第に心と体へと変化が現れやすくなっていき、整った自分が出来上がり始めます。これには個人差があるため、数年から数十年かかるかもしれません。その後、ホリスティックなアプローチによって自分の体・心・魂のバランスが整い始めると自分の生活がシンプルになり人生が動き始める。そのきっかけ作りは、人によって個性がありますが、私の場合には薬を減らしていくことから、私が助言しなくても本人が自立して動くようになるため、そうなればもうこちらからの並走はいらなくなります。そんな世間にある正しさだけを信じるのではなく、自分の中にある素直な反応に一人でも多くの方が気づいて、人生をシンプルでより良いものへしていただけたら、これからの時代をますます楽しんで生きていけると信じています。

「ホリスティックな私」を目指して、歩んでいきましょう。

【健康法・美容法についての仮説】

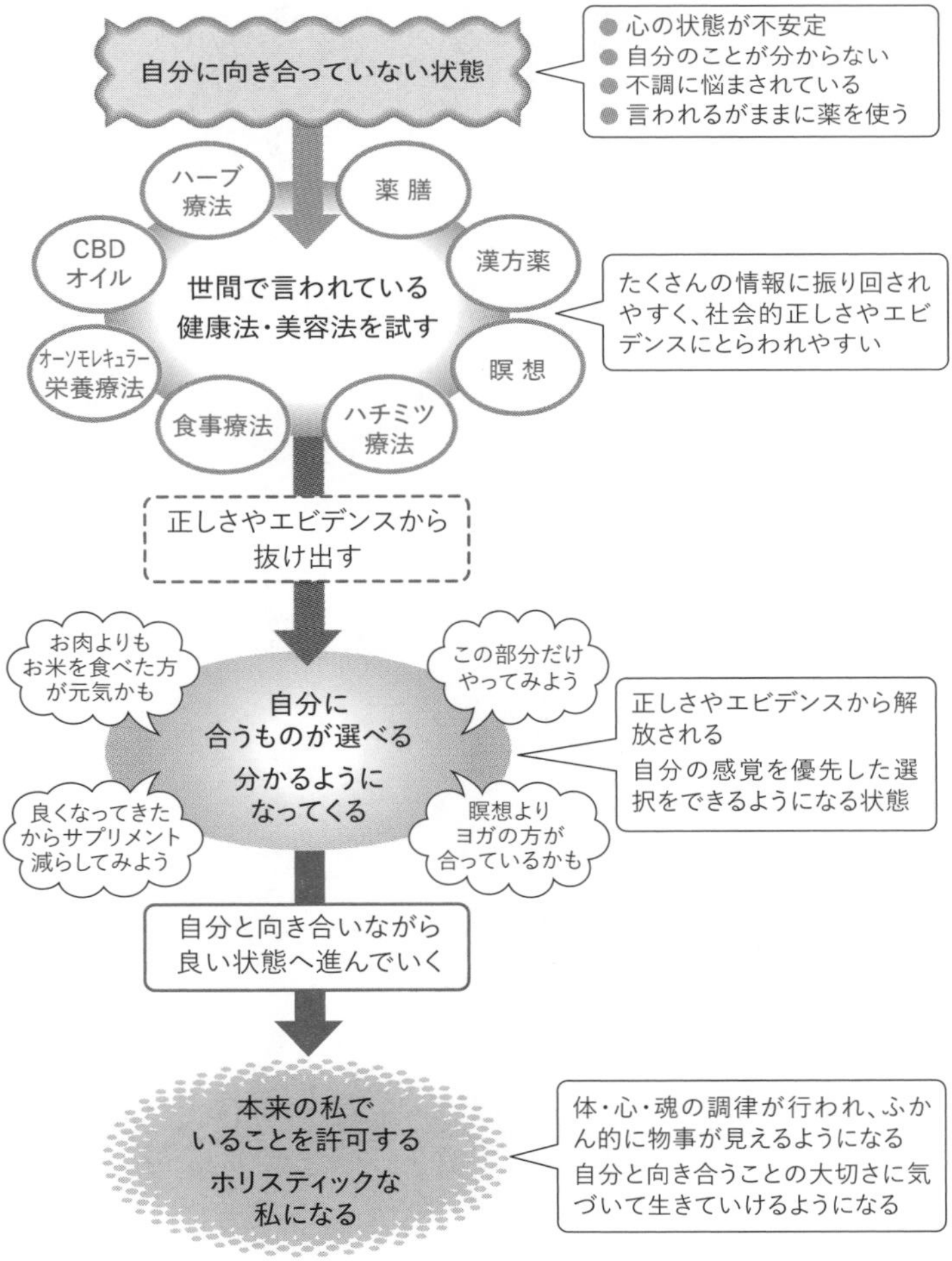

おわりに

本書を最後まで読んでいただきありがとうございました。
大麻草やＣＢＤに対して、最初に持っていたイメージから少しでも良い変化があれば幸いです。

大麻草は、土壌中の毒素、重金属、その他の人工的な汚染物質を吸収するファイトレメディエーション植物ということもあって、今注目されている地球環境を破壊せず、限られた資源を大切にして、将来の子供たちが安心して暮らせる社会（サスティナブルな社会）に貢献できる植物として注目されていくことでしょう。

私は薬剤師という立場から、ＣＢＤオイルを医薬品として評価していくのも良いのですが、大麻草（ヘンプ）から採取できる生薬の１つとしてＣＢＤオイルを再認知できたらと思いながら執筆いたしました。

ＣＢＤオイルも皆さんのよく知る「高麗人参」や「ヨクイニン」のようになれば認識の食い違いも減るのではと思っています。

例えば、このように

大麻草樹脂（ＣＢＤオイル）**学名：カンナビス・サティバ・リンネ**
日本では繊維を採取するために「とちぎしろ」と呼ばれる品種が有名で栽培されている、アサ科の一年生草本。
大麻草樹脂の健康成分「カンナビジオール（ＣＢＤ）」は、日本では大麻草（ヘンプ）に多く含まれています。
一般的には、雌穂をよく乾燥させて加工したものほど珍重されています。

このようにしっかりとした知識があれば抵抗感が和らぐかなと思いますし、必要な方には新たな可能性として是非取り入れてみてほしいです。

本書で紹介した内容を実践して、うまくいかないことも出てくると思います。

特にＣＢＤについては、まだ世間での認知は低いと思われます。

その際は、深い話はできないかもしれませんが、ＣＢＤの専門家として私にご相談いただければ幸いです。

それだけでなく、ホリスティック薬剤師として健康や美容に関係した質問や私ができそうなリクエストがある場合もお答えできたらと思います。

普段は、気質的にあまり多くの方と接することを控えていますので、書籍を読んでいただいた感想をＳＮＳ経由で伝えていただけたら、私の今後の励みになります。

下記ＱＲコードから公式ＬＩＮＥへアクセスできます。

今回、ＣＢＤという大麻草の成分について、日本ではかなりニッチで社会的にも厳しい目がある内容をこうして書籍という形で研究論文のようにまとめることができて嬉しく思います。

こうして私が独自に学んだことを出版という形にすることが叶ったのは、たくさんの方々が布石をつなぐようにお力添えいただけたからだと思っております。

CBDの案件をご紹介していただきました。
株式会社エイジングケア 代表取締役 加藤 由利子さん

商品開発顧問をさせていただきました。
株式会社EsVedra（エズベドラ）代表取締役 柳橋 博さん
取締役 石田 靖征さん

出版企画書のアドバイスをいただきました。
NPO法人企画のたまご屋さん 出版プロデューサー 小島 和子さん

私が原稿を執筆し始めてから法改正までの数年間に、世間で大麻関連のニュースがいくつも報道されました。そんな状況にも関わらず、大麻草とＣＢＤに関する書籍の出版の機会をいただきました。

株式会社自由国民社 取締役 編集局長 竹内 尚志さん

編集部 黒沢 美月さん

最後に、私の日常生活の中で応援してくださる日本と海外の皆さん

この書籍を通じて私を知っていただいた皆さんに感謝申し上げます。

それでは、最後まで本当にありがとうございました。

またどこかで、よろしくお願いいたします。

宮本 知明

【参考情報源】

・日本カンナビノイド学会 カンナビノイド医学基礎コース
・日本カンナビノイド学会 カンナビジオール（CBD）医学実践コース
・臨床CBDオイル研究会 CBD認定アドバイザー講座
・濱元誠栄, CBD（カンナビジオール）の基礎と臨床, 日本オーソモレキュラー医学会 第3回総会, 2021-10-24

【参考文献】

1. 工藤 雄一郎, 一木 絵理. 縄文時代のアサ出土例集成. 国立歴史民俗博物館研究報告187.2014:425-440.
2. 阿部 和穂, 大麻大全, 武蔵野大学出版会, 2018.
3. Andrea Sparr-Jaswa. Type I, Type II, Type III: How Science Is Changing the Way the Industry Describes Cannabis Varieties. Cannabis Dispensary Magazine. November 8, 2019.
4. Arno Hazekamp, Katerina Tejkalová, and Stelios Papadimitriou. Cannabis and Cannabinoid Research. Dec 2016.202-215.
5. 農業経営者編集部.産業用ヘンプの世界の最新動向「農業経営者 No.259」農業技術通信社.2017:13-27.
6. https://www.mhlw.go.jp/web/t_doc?dataId=81108000&dataType=0&pageNo=1
7. 大麻取締法及び麻薬及び向精神薬取締法の一部を改正する法律案
8. https://www.mhlw.go.jp/web/t_doc?dataId=81102000&dataType=0&pageNo=1
9. 赤星栄志.麻商品の輸入の現状とポイント「農業経営者 No.212 」農業技術通信社.2013:40-42.
10. 厚生労働省, CBDオイル等の CBD 製品の輸入を検討されている方へ
11. 第6回「大麻等の薬物対策のあり方検討会」資料
12. 赤星栄志.日本食品標準成分表における麻の実の収載の変遷.人間科学研究(17).2020: 1-19.
13. 佐藤 均（監修), 日本臨床カンナビノイド学会（編集), カンナビノイドの科学, 築地書館, 2015.
14. https://www.mhlw.go.jp/stf/seisakunitsuite/bunya/0000066530.html
15. 山本郁男. 漢方薬としての大麻.大麻文化科学考（その4). 北陸大学紀要17. 1993:1-15.
16. 山本郁男. 大麻文化科学考（その5）日本薬局方と大麻. 北陸大学紀要第18. 1994:1-13.
17. 鳥居塚和生.漢方基礎講座生薬の薬効・薬理シリーズ（53）マシニン（麻子仁).

漢方研究（363）.2002:109-111.
18. 竹前栄治監修.GHQ指令総集成2巻.エムティ出版.1993:198-199.
19. 厚生省薬務局麻薬課「大麻」1976年
20. アイリーン・コニェツニー, ローレン・ウィルソン, CBDのすべて, 晶文社, 2019.
21. 山本奈生. 1930 年代米国における大麻規制: ジャズ・モラルパニック・人種差別. 佛大社会学= Studies in sociology, 2020, 44: 28-43.
22. Gaoni Y, Mechoulam R. Isolation, Structure, and Partial Synthesis of an Active Constituent of Hashish. Journal of the American Chemical Soci- ety. 1964;86(8):1646-1647. doi:10.1021/ja01062a046.
23. United Nations System Common Position on Incarceration, April 2021
24. Conaway, K.M., H.R.2 - 115th Congress (2017-2018): Agriculture Improvement Act of 2018.
25. https://forbesjapan.com/articles/detail/44912
26. 日本カンナビノイド学会, カンナビジオール（CBD）批判的審査報告書の科学的評価
27. WHO Expert Committee on Drug Dependence, fortieth report. World Health Organization; 2018 (WHO Technical Report Series, No. 1013)
28. WHO Expert Committee on Drug Dependence: forty-first report. World Health Organization; 2019 (WHO Technical Report Series, No. 1018)
29. 日本カンナビノイド学会, 大麻関連物質のWHO 国連審査の概要と結果
30. 診療と新薬 2021；58(5): 393-398
31. US FOOD AND DRUG ADMINISTRATION, et al. FDA approves first drug comprised of an active ingredient derived from marijuana to treat rare, severe forms of epilepsy. Published June, 2018, 25.
32. 太組一朗, 難治性てんかんにおけるカンナビノイド（大麻抽出成分）由来医薬品の治験に向けた課題把握および今後の方策に向けた研究, 202006021A, 2020
33. MASATAKA, Yuji, et al. Cannabidiol supplement reduces epileptic seizures in the Japanese population: Cross-sectional study for intractable epilepsy patients. Neurology Asia, 2022, 27.4.
34. Woelkart K, S.-A.O., Bauer R, CB Receptor Ligands from Plants. Current topics in medicinal chemistry, 2008. 8: p. 173-186.
35. Bonn-Miller MO, Loflin MJE, Thomas BF, Marcu JP, Hyke T, Vandrey R. Labeling Accuracy of Cannabidiol Extracts Sold Online. JAMA. 2017;318(17):1708–1709. doi:10.1001/jama.2017.11909
36. Seltenrich, N., Cannabis Contaminants: Regulating Solvents, Microbes, and Metals in Legal Weed. 2019.
37. Di Marzo V. 'Endocannabinoids' and other fatty acid derivatives with cannabimimetic properties: biochemistry and possible physiopathologi- cal relevance. Biochimica et Biophysica Acta(BBA)- Lipids and Lipid Metabolism.

1998;1392(2-3):153-175.
38. Fujimori M, Himwich H. Δ9-Tetrahydrocannabinol and the sleep-wakefulness cycle in rabbits. Physiology & Behavior. 1973;11(3):291-295.
39. Ethan B. Russo, "Cannabidiol Claims and Misconceptions," Trends in Pharmacological Sciences 38, no. 3(2017): 198–201.
40. Backes M. Cannabis Pharmacy: The Practical Guide for Medical Marijuana. 1st ed. New York, New York: Black Dog & Leventhal; 2014: 44.
41. Borrelli F, Fasolino I, Romano B et al. Beneficial effect of the non-psychotropic plant cannabinoid cannabigerol on experimental inflammatory bowel disease. Biochemical Pharmacology. 2013;85(9):1306-1316.
42. Appendino G, Gibbons S, Glana A et al. Antibacterial Cannabinoids from Cannabis sativa: A Structure−Activity Study. Journal of Natural Products.2008;71(8):1427-1430.
43. Backes M. Cannabis Pharmacy: The Practical Guide for Medical Marijuana. 1st ed. New York, New York: Black Dog & Leventhal; 2014: 45.
44. ElSohly H, Turner C, Clark A, ElSohly M. Synthesis and Antimicrobial Activities of Certain Cannabichromene and Cannabigerol Related Compounds. Journal of Pharmaceutical Sciences. 1982;71(12):1319-1323.
45. Deyo R, Musty R. A cannabichromene (CBC)extract alters behavioral despair on the mouse tail suspension test of depression. In: 13th Symposium On The Cannabinoids. International Cannabinoid Research Society; 2003:146.
46. dos Santos R, Hallak J, Leite J, Zuardi A, Crippa J. Phytocannabinoids and epilepsy. Journal of Clinical Pharmacy and Therapeutics. 2014;40(2):135-143.
47. McPartland & Russo, 2001. Ibid.
48. Cascio, M., et al., Evidence that the plant cannabinoid cannabigerol is a highly potent α2-adrenoceptor agonist and moderately potent 5HT1A receptor antagonist. Br J Pharmacol, 2010. 159(1): p. 129-41.
49. Verhoeckx, K.C., et al., Unheated Cannabis sativa extracts and its major compound THC-acid have potential immuno-modulating properties not mediated by CB1 and CB2 receptor coupled pathways. Int Immunopharmacol, 2006. 6(4): p. 656-65.
50. Nallathambi, R., et al., Anti-Inflammatory Activity in Colon Models Is Derived from Δ9- Tetrahydrocannabinolic Acid That Interacts with Additional Compounds in Cannabis Extracts. Cannabis Cannabinoid Res, 2017. 2(1): p. 167-82.
51. Hanuš L. Discovery and Isolation of Anandamide and Other Endocannabinoids. Chemistry & Biodiversity. 2007;4(8):1828-1841.
52. Fezza, Filomena, et al. "Endocannabinoids, related compounds and their metabolic routes." Molecules 19.11(2014): 17078-17106.

53. Yamada, Daisuke, et al. "Modulation of fear memory by dietary polyunsaturated fatty acids via cannabinoid receptors." Neuropsychopharmacology 39.8(2014): 1852-1860.
54. Melamede R. Chapter 3 Endocannabinoids: Multi-scaled, Global Homeostatic Regulators of Cells and Society. In: Proceedings of The Sixth International Conference On Complex Systems. Berlin, Germany: Springer, Berlin, Heidelberg; 2010:219-226.
55. Goldstein B. Cannabis Revealed: How The World's Most Misunderstood Plant Is Healing Everything From Chronic Pain To Epilepsy. Los Angeles, California: Bonni S. Goldstein MD Inc.; 2016:32-36.
56. Glass M, Dragunow M, Faull RL. Cannabinoid receptors in the human brain: a detailed anatomical and quantitative autoradiographic study in the fetal, neonatal and adult human brain. Neuroscience. 1997;77(2):299-318. doi:10.1016/
57. Surkin, P. N., et al., Pharmacological augmentation of endocannabinoid signaling reduces the neuroendocrine response to stress. Psychoneuroendocrinology, 2018. 87: p. 131-140.
58. Zou, S. and U. Kumar, Cannabinoid Receptors and the Endocannabinoid System: Signaling and Function in the Central Nervous System. Int J Mol Sci, 2018. 19(3).
59. Rosenberg, E.C., P. H. Patra, and B.J. Whalley, Therapeutic effects of cannabinoids in animal models of seizures, epilepsy, epileptogenesis, and epilepsy-related neuroprotection. Epilepsy Behav, 2017. 70 (Pt B): p. 319-327.
60. Hill, M.N., et al., Suppression of amygdalar endocannabinoid signaling by stress contributes to activation of the hypothalamic-pituitary-adrenal axis. Neuropsychopharmacology, 2009. 34(13): p. 2733-45.
61. Howlett, A.C., et al., Endocannabinoid tone versus constitutive activity of cannabinoid receptors. Br J Pharmacol, 2011. 163(7): p. 1329-43.
62. Howlett A, Blume L, Dalton G. CB1 Cannabinoid Receptors and their Associated Proteins. Current Medicinal Chemistry. 2010;17(14):1382-1393.
63. Li S, Wang L, Liu M, et. al. Cannabinoid CB2 receptors are involved in the regulation of fibrogenesis during skin wound repair in mice Mol Med Rep. 2016;13(4):3441–3450.
64. Mackie K. Distribution of cannabinoid receptors in the central and peripheral nervous system. Handb Exp Pharmacol. 2005;(168):299-325.
65. Chung, H., A. Fierro, and C.D. Pessoa-Mahana, Cannabidiol binding and negative allosteric modulation at the cannabinoid type 1 receptor in the presence of delta-9-tetrahydrocannabinol: An In Silico study. PLoS One, 2019. 14 (7).
66. Bisgno T, Hanus L, Petricellis LD, et al: Molecular targets for cannabidiol and

its synthetic analogues: effect on vanilloid VR1 receptors and on the cellular uptake and enzymatic hydrolysis of anandamide. Br J Pharmacol. 2001; 134(4): 845-852.
67. Staton PC, Hatcher JP, Walker DJ, et al: The putative cannabinoid receptor GPR55 plays a role in mechanical hyperalgesia associated with inflammatory and neuropathic pain. Pain. 2008; 139(1): 225-236.
68. Rudolf S, Martin S: Apotential role for GPR55 in gastrointestinal function. Current Opinion in Pharmacol. 2012; 12(6): 653-658.
69. Whyte LS, Ryberg E, Sims NA, et al: The putative cannabinoid receptor GPR55 affects osteoclast function in vitro and bone mass in vivo. Proc Natl Acad Sci U S A. 2009; 106(38):16511-16516.
70. Hu G, Ren G, Shi Y: The putative cannabinoid receptor GPR55 promotes cancer cell proliferation. Oncogene. 2011; 30(2):139-141.
71. Ryberg E, Larsson N, Sjögren S, et al: The orphan receptor GPR55 is a novel cannabinoid receptor. Br J Pharmacol. 2007; 152(7): 1092-1101.
72. Vriens J, Nilius B, Voets T: Peripheral thermosensation in mammals. Nat Rev Neurosci. 2014; 15(9): 573-589.
73. De Petrocellis L, Ligresti A, Moriello AS, et al. Effects of cannabinoids and cannabinoid-enriched Cannabis extracts on TRP channels and endocannabinoid metabolic enzymes. Br J Pharmacol. 2011;163(7):1479-1494.
74. O'Sullivan SE: An update on PPAR activation by cannabinoids. Br J Pharmacol. 2016; 173(12): 1899-1910.
75. Sun Y, Alexander SP, Garle MJ, et al: Cannabinoid activation of PPAR alpha; a novel neuroprotective mechanism. Br J Pharmacol. 2007; 152(5): 734-743.
76. García-Bueno B, Pérez-Nievas BG, Leza JC: Is there a role for the nuclear receptor PPAR γ in neuropsychiatric diseases? Int J Neuropsychopharmacol. 2010; 13(10): 1411-1429.
77. O'Sullivan SE, Sun Y, Bennett AJ, et al: Time-dependent vascular actions of cannabidiol in the rat aorta. Eur J Pharmacol. 2009; 612(1-3): 61-68.
78. O'Sullivan SE: Cannabinoids go nuclear: evidence for activation of peroxisome proliferator-activated receptors. Br J Pharmacol. 2007; 152(5): 576-582.
79. Russo EB, Burnett A, Hall B, et al: Agonistic properties of cannabidiol at 5-HT1a receptors. Neurochem Res. 2005; 30(8): 1037- 1043.
80. Mechoulam R, Peters M, Murillo-Rodriguez E, et al: Cannabidiol-- recent advances. Chem Biodivers. 2007; 4(8):1678-1692.
81. Lu HC, Mackie K: An Introduction to the Endogenous Cannabinoid System. Biol Psychiatry. 2016; 79(7): 516-525.
82. Fredholm BB, IJzerman AP, Jacobson KA, et al: International Union of Pharmacology. XXV. Nomenclature and classification of adenosine receptors.

Pharmacol Rev. 2001; 53(4): 527-552.
83. Carrier EJ, Auchampach JA, Hillard CJ: Inhibition of an equilibrative nucleoside transporter by cannabidiol: a mechanism of cannabinoid immunosuppression. Proc Natl Acad Sci U S A. 2006; 103(20): 7895-7900.
84. Terenius L: Characteristics of the"receptor"for narcotic analgesics in synaptic plasma membrane fraction from rat brain. Acta Pharmacol Toxicol (Copenh). 1973; 33(5): 377-384.
85. Kathmann M, Flau K, Redmer A, et al: Cannabidiol is an allosteric modulator at mu- and delta-opioid receptors. Naunyn Schmiedebergs Arch Pharmacol. 2006; 372(5): 354-361.
86. McPartland J. The Endocannabinoid System: An Osteopathic Perspective. The Journal of the American Osteopathic Association. 2008;108(10):586. doi:10.7556/jaoa.2008.108.10.586.
87. Guindon J, Hohmann A. The Endocannabinoid System and Pain. CNS & Neurological Disorders - Drug Targets. 2009;8(6):403-421.
88. Backes M. Cannabis Pharmacy: The Practical Guide for Medical Marijuana. 1st ed. New York, New York: Black Dog & Leventhal; 2014: 84.
89. Ben-Shabat S, Fride E, Sheskin T, et al. An entourage effect: inactive endogenous fatty acid glycerol esters enhance 2-arachidonoyl-glycerol cannabinoid activity. Euro J Pharmaco. 1998;353(1):23-31
90. McPartland & Russo, 2001. Ibid.
91. Backes M. Cannabis Pharmacy: The Practical Guide for Medical Marijuana. 1st ed. New York, New York: Black Dog & Leventhal; 2014: 47.
92. McPartland J, Russo E. Cannabis and Cannabis Extracts. Journal of Cannabis Therapeutics. 2001;1(3-4):103-132.
93. T. G. do Vale et al., "Central Effects of Citral, Myrcene and Limonene, Constituents of Essential Oil Chemotypes from Lippia Alba (Mill.) N.E. Brown," Phytomedicine 9, no. 8(2002): 709–14.
94. V. S. Rao, A. M. Menezes, and G. S. Viana, "Effect of Myrcene on Nociception in Mice," Journal of Pharmacy and Pharmacology 42, no. 12(1990): 877–78.
95. L. I. Paula-Freire et al., "Evaluation of the Antinociceptive Activity Of Ocimum GratissimumL. (Lamiaceae) Essential Oil and Its Isolated Active Principles in Mice," Phytotherapy Research 27, no. 8(2013): 1220–24.
96. Aline De Moraes Pultrini, Luciane Almeida Galindo, and Mirtes Costa, "Effects of the Essential Oil from Citrus Aurantium L. in Experimental Anxiety Models in Mice," Life Sciences 78, no. 15(2006): 1720–25.
97. C. F. Zhang, Z. L. Yang, and J. B. Luo, "Effects of D-Limonene and L-Limonene on Transdermal Absorption of Ligustrazine Hydrochloride," Yao Xue Xue Bao 41, no. 8(2006):772–77.

98. J. Sun, “D-Limonene: Safety and Clinical Applications,” Alternative Medicine Review 12, no.3(2007): 259–64.
99. R. L. Jirtle et al., “Increased Mannose 6-Phosphate/Insulin-like Growth Factor II Receptor and Transforming Growth Factor Beta 1 Levels during Monoterpene-Induced Regression of Mammary Tumors,” Cancer Research 53, no. 17(1993): 3849–52.
100. Nerio, L.S., J. Olivero-Verbel, and E. Stashenko, Repellent activity of essential oils: A review. Bioresource Technology, 2010.
101. Kim, Dae-Seung, et al. "Alpha-pinene exhibits anti-inflammatory activity through the suppression of MAPKs and the NF-κB pathway in mouse peritoneal macrophages." The American journal of Chinese medicine 43.04 (2015): 731-742.
102. Russo E. Taming THC: potential cannabis synergy and phytocannabinoid-terpenoid entourage effects. British Journal of Pharmacology. 2011;163(7):1344-1364.
103. Angélica Maria Sabogal-Guáqueta, Edison Osorio, and Gloria Patricia Cardona-Gómez, “Linalool Reverses Neuropathological and Behavioral Impairments in Old Triple Transgenic Alzheimers Mice,” Neuropharmacology 102,(2016): 111–20.
104. Bahi, A., et al., beta-Caryophyllene, a CB2 receptor agonist produces multiple behavioral changes relevant to anxiety and depression in mice. Physiol Behav, 2014. 135: p. 119-24.
105. A. L. Klauke et al., “The Cannabinoid CB2 Receptor-Selective Phytocannabinoid Beta- Caryophyllene Exerts Analgesic Effects in Mouse Models of Inflammatory and Neuropathic Pain,” European Neuropsychopharmacology 24, no. 4(2014): 608–20
106. Fernandes, E.S., et al., Anti-inflammatory effects of compounds alpha-humulene and(-)-trans-caryophyllene isolated from the essential oil of Cordia verbenacea. Eur J Pharmacol, 2007. 569(3): p. 228-36.
107. http://terpene.info/
108. https://www.sclabs.com/terpenes/
109. M. G. de Oliveira et al., “α-Terpineol Reduces Mechanical Hypernociception and Inflammatory Response,” Basic & Clinical Pharmacology & Toxicology 111, no. 2(2012):120–25.
110. R. H. L. Souza et al., “Gastroprotective Activity of α -Terpineol in Two Experimental Models of Gastric Ulcer in Rats,” DARU Journal of Pharmaceutical Sciences 19, no. 4(2011):277–81.
111. Li Li et al., “Antibacterial Activity of a-Terpineol May Induce Morphostructural Alterations in Escherichia Coli,” Brazilian Journal of

Microbiology 45, no. 4(2015): 1409–13.
112. J. L. Bicas et al., "Evaluation of the Antioxidant and Antiproliferative Potential of Bioflavors,"Food and Chemical Toxicology 49, no. 7(2011): 1610–15.
113. Russo, E.B., Clinical Endocannabinoid Deficiency Reconsidered: Current Research Supports the Theory in Migraine, Fibromyalgia, Irritable Bowel, and Other Treatment-Resistant Syndromes. Cannabis Cannabinoid Res, 2016. 1(1): p. 154-165.
114. Elmes, M.W., et al., Fatty Acid-binding Proteins (FABPs) Are Intracellular Carriers for Δ9- Tetrahydrocannabinol (THC) and Cannabidiol (CBD)*. J Biol Chem, 2015. 290(14) : p. 8711-21.
115. 文部科学省, 在外教育施設安全対策資料【心のケア編】, 第2章 心のケア 各論
116. Pichersky, E., J.P. Noel, and N. Dudareva, Biosynthesis of Plant Volatiles: Nature's Diversity and Ingenuity. Science, 2006. 311(5762): p. 808-11.
117. Surkin, P. N., et al., Pharmacological augmentation of endocannabinoid signaling reduces the neuroendocrine response to stress. Psychoneuroendocrinology, 2018. 87: p. 131-140.
118. Li S, Wang L, Liu M, et. al. Cannabinoid CB2 receptors are involved in the regulation of fibrogenesis during skin wound repair in mice Mol Med Rep. 2016;13(4):3441–3450.
119. Rey, A.A., et al., Biphasic Effects of Cannabinoids in Anxiety Responses: CB1 and GABAB Receptors in the Balance of GABAergic and Glutamatergic Neurotransmission, in Neuropsychopharmacology. 2012. p. 2624-34.
120. 公益財団法人日本アンチ・ドーピング機構
121. https://tokyo-mooon.com/cbd-info/how-to-synthesize-cbd/
122. 診療と新薬 2021; 58: 541-562
123. 都築 和香子, MCTオイル, 日本食品科学工学会誌, 2019, 66巻, 11号, p. 440-441
124. https://journal.lepeelorganics.jp/mct-oil-diarrhea
125. https://himitsu.wakasa.jp/contents/oleuropein/
126. https://japan-olive.or.jp/about_oliveoil.html
127. https://kusuri-jouhou.com/pharmacokinetics/bio.html
128. Schleider, Lihi Bar-Lev, et al. "Real life experience of medical cannabis treatment in autism: analysis of safety and efficacy." Scientific reports 9.1 (2019): 1-7.
129. Birnbaum, A.K., et al., Food effect on pharmacokinetics of cannabidiol oral capsules in adult patients with refractory epilepsy. Epilepsia, 2019. 60(8) : p. 1586-1592.
130. Taylor, L., et al., A Phase I, Randomized, Double-Blind, Placebo-Controlled, Single Ascending Dose, Multiple Dose, and Food Effect Trial of the Safety, Tolerability and Pharmacokinetics of Highly Purified Cannabidiol in Healthy

Subjects. CNS Drugs, 2018. 32(11): p. 1053-1067.
131. https://cbd-info.jp/tool/
132. SUGIYAMAA, Yukako Nakanoa Masataka Tajimaa Erika; SATOA, Vilasinee Hirunpanich Satob Hitoshi. Development of a Novel Nano emulsion Formulation to Improve Intestinal Absorption of Cannabidiol. 2019.
133. Jiang R, Yamaori S, Takeda S, et al: Identification of cytochrome P450 enzymes responsible for metabolism of cannabidiol by human liver microsomes. Life Sci. 2011; 89(5-6): 165-170.
134. Kerstin Iffland and Franjo Grotenhermen, "An Update on Safety and Side Effects of Cannabidiol: A Review of Clinical Data and Relevant Animal Studies," Cannabis and Cannabinoid Research 2, no. 1(2017): 139–54
135. Devinsky O, Cross JH, Lauz L, et al: Trial of Cannabidiol for Drug- Resistant Seizures in the Dravet Syndrome. NEJM. 2017; 376: 2011-2020.
136. https://www.e-healthnet.mhlw.go.jp/information/dictionary/heart/yk-082.html
137. https://www.orthomolecular.jp/treat/jiritsushinkei/
138. https://www.mhlw.go.jp/content/10900000/000687163.pdf
139. https://min-katsu.com/sleep/17627/
140. OECD「Gender Data Portal 2019」
141. https://www.philips.co.jp/a-w/about/news/archive/standard/about/blogs/smart-sleep/20200422-suimin-fusai.html
142. Iversen L. Cannabis and the brain. Brain. 2003;126(6):1252-1270.
143. Murillo-Rodriguez E, Poot-Ake A, Arias-Carrion O, Pacheco-Pantoja E, de la Fuente-Ortegon A, Arankowsky-Sandoval G. The Emerging Role of the Endocannabinoid System in the Sleep-Wake Cycle Modulation. Central Nervous System Agents in Medicinal Chemistry. 2011;11(3):189-196.
144. Gates P, Albertella L, Copeland J. The effects of cannabinoid administration on sleep: a systematic review of human studies. Sleep Medicine Reviews. 2014;18(6):477-487.
145. Shannon, S., et al., Cannabidiol in Anxiety and Sleep: A Large Case Series. Perm J, 2019. 23: p. 18-041.
146. Goldstein B. Cannabis Revealed: How The World's Most Misunderstood Plant Is Healing Everything From Chronic Pain To Epilepsy. Los Angeles, California: Bonni S. Goldstein MD Inc.; 2016:32-36.
147. Babson, K.A., J. Sottile, and D. Morabito, Cannabis, Cannabinoids, and Sleep: a Review of the Literature. Curr Psychiatry Rep, 2017. 19(4): p. 23.
148. Ethan B. Russo, "Cannabidiol Claims and Misconceptions," Trends in Pharmacological Sciences 38, no. 3(2017): 198–201.
149. Elisaldo A. Carlini and Jomar M. Cunha, "Hypnotic and Antiepileptic Effects of Cannabidiol," The Journal of Clinical Pharmacology 21, S1(1981).

150. https://www.mhlw.go.jp/kokoro/know/disease_panic.html
151. MSDマニュアル プロフェッショナル版
152. Zlebnik, N.E. and J.F. Cheer, Beyond the CB1 Receptor: Is Cannabidiol the Answer for Disorders of Motivation? Annu Rev Neurosci, 2016. 39: p. 1-17.
153. de Mello Schier, A.R., et al., Antidepressant-like and anxiolytic-like effects of cannabidiol: a chemical compound of Cannabis sativa. CNS Neurol Disord Drug Targets, 2014. 13(6): p. 953-60.
154. Blessing EM, Steenkamp MM, Manzanares J, et al: Cannabidiol as a Potential Treatment for Anxiety Disorders. Neurother. 2015; 12(4): 825-836.
155. Mateus M. Bergamaschi et al., "Cannabidiol Reduces the Anxiety Induced by Simulated Public Speaking in Treatment-Naïve Social Phobia Patients," Neuropsychopharmacology 36, no. 6 (2011): 1219–26.
156. Zer-aviv TM, Segev A, Akirav I. Cannabinoids and post-traumatic stress disorder: clinical and preclinical evidence for treatment and prevention. Behav. Pharmacol. 2016;27(7):561-569
157. Berardi, A., G. Schelling, and P. Campolongo, The endocannabinoid system and Post Traumatic Stress Disorder(PTSD): From preclinical findings to innovative therapeutic approaches in clinical settings. Pharmacol Res, 2016. 111: p. 668-678.
158. https://www.orthomolecular.jp/treat/utsu/
159. Linge R, Jiménez-Sánchez L, Campa L, et al: Cannabidiol induces rapid-acting antidepressant-like effects and enhances cortical 5-HT/ glutamate neurotransmission: role of 5-HT1A receptors. Neuropharmacol. 2016; 103: 16-26.
160. "Cannabinoids Suitable for Migraine Prevention," EAN, EAN, European Academy of Neurology, (2017).
161. Greco, R., et al., Endocannabinoid System and Migraine Pain: An Update. Front Neurosci, 2018. 12.
162. Leimuranta, P. , L. Khiroug, and R. Giniatullin, Emerging Role of (Endo) Cannabinoids in Migraine. Front Pharmacol, 2018. 9.
163. Small-Howard, A., et al., Anti-inflammatory potential of CB1-mediated cAMP elevation in mast cells. Biochem J, 2005. 388(Pt 2): p. 465-73.
164. Hammell, D., et al., Transdermal cannabidiol reduces inflammation and pain-related behaviours in a rat model of arthritis. Eur J Pain, 2016. 20(6): p. 936-48.
165. Russo, E.B., Clinical endocannabinoid deficiency(CECD): can this concept explain therapeutic benefits of cannabis in migraine, fibromyalgia, irritable bowel syndrome and other treatment-resistant conditions? Neuro Endocrinol Lett, 2008. 29(2): p. 192-200.
166. https://www.joa.or.jp/public/sick/condition/stiffed_neck.html.
167. https://www.joa.or.jp/public/sick/condition/lumbago.html

168. https://cp. glico.com/bifix/article/2019/07/03/post_304.html
169. https://www.tsumura.co.jp/kampo/nayami/hieshou01.html
170. https://womanslabo.com/category-marketing-research-210414-1
171. https://www.otsuka.co.jp/pms-lab/about/pms.html
172. https://www.otsuka.co.jp/pms-lab/about/reason.html
173. https://www.daiichisankyo-hc.co.jp/health/symptom/10_gekkeitsu/
174. https://www.e-healthnet.mhlw.go.jp/information/dictionary/heart/yk-081.html
175. M. Karsak et al., "Attenuation of Allergic Contact Dermatitis Through the Endocannabinoid System," Science 316, no. 5830(2007)
176. Chelliah, Malcolm P. , et al. "Self - initiated use of topical cannabidiol oil for epidermolysis bullosa." Pediatric dermatology 35.4(2018): e224-e227.
177. 安田 利顕, 漆畑 修, 美容のヒフ科学, 南山堂; 改訂10版, 2021
178. Atalay, S., Gęgotek, A., Wroński, A., Domigues, P., & Skrzydlewska, E. (2021). Therapeutic application of cannabidiol on UVA and UVB irradiated rat skin. A proteomic study. Journal of Pharmaceutical and Biomedical Analysis, 192, 113656.
179. IKARASHI, Nobutomo, et al. Cannabidiol Application Increases Cutaneous Aquaporin-3 and Exerts a Skin Moisturizing Effect. Pharmaceuticals, 2021, 14.9: 879.
180. https://www.mhlw.go.jp/stf/seisakunitsuite/bunya/0000070789_00008.html
181. https://www.neurology-jp. org/guidelinem/epgl/sinkei_epgl_2010_06.pdf
182. https://www.epidiolex.com/about-epidiolex
183. Gray RA, Whalley BJ: The proposed mechanisms of action of CBD in epilepsy. Epileptic Disord. 2020; 22 (S1): 10-15.
184. O'Shaughnessy WB. On the preparations of the Indian hemp, or gunjah (Cannabis indica); Their effects on the animal system in health, and their utility in the treatment of tetanus and other convulsive diseases. Provincial Med J. 1838;123.
185. Welty, T.E., A. Luebke, and B.E. Gidal, Cannabidiol: Promise and Pitfalls. Epilepsy Curr, 2014. 14(5): p. 250-2.
186. Sekar, K. and A. Pack, Epidiolex as adjunct therapy for treatment of refractory epilepsy: a comprehensive review with a focus on adverse effects. F1000Res, 2019. 8.
187. Sulak, D., R. Saneto, and B. Goldstein, The current status of artisanal cannabis for the treatment of epilepsy in the United States. Epilepsy Behav, 2017. 70(Pt B): p. 328-333.
188. https://www.mhlw.go.jp/kokoro/know/disease_into.html
189. https://www.orthomolecular.jp/treat/tougou/
190. D'Souza D. Cannabinoid and psychosis. International Review of Neurobiology.

2007:78:289-326.
191. Vadhan NP, Corcoran CM, Bedi G, Keilp JG, Haney M. Acute effects of smoked marijuana in marijuana smokers at clinical high-risk for psychosis: A preliminary study. Psychiatry Res. 2017;257:372-374.
192. Leweke, F. M., et al. "Cannabidiol enhances anandamide signaling and alleviates psychotic symptoms of schizophrenia." Translational psychiatry 2.3 (2012): e94-e94.
193. https://www.e-healthnet.mhlw.go.jp/information/heart/k-03-005.html
194. Schleider, Lihi Bar-Lev, et al. "Real life experience of medical cannabis treatment in autism: analysis of safety and efficacy." Scientific reports 9.1 (2019): 1-7.
195. https://www.nanbyou.or.jp/entry/169
196. Gugliandolo A, Pollastro F, Bramanti P, et al: Cannabidiol exerts protective effects in an in vitro model of Parkinson's disease activating AKT/mTOR pathway. Fitoterapia. 2020; 143: 104553.
197. https://www.tyojyu.or.jp/net/byouki/ninchishou/alzheimer.html
198. Kim SH, Yang JW, Kim KH, et al: A Review on Studies of Marijuana for Alzheimer's Disease - Focusing on CBD, THC. J Pharmacopuncture. 2019; 22 (4): 225-230.
199. Esposito G, Scuderi C, Savani C, et al: Cannabidiol in vivo blunts beta-amyloid induced neuroinflammation by suppressing IL-1beta and iNOS expression. Br J Pharmacol. 2007; 151(8): 1272-1279.
200. Esposito G, Scuderi C, Valenza M, et al: Cannabidiol reduces Aβ- induced neuroinflammation and promotes hippocampal neurogenesis through PPARγ involvement. PLoS One. 2011; 6(12): e28668.
201. Ashton, J.C. and M. Glass, The Cannabinoid CB2 Receptor as a Target for Inflammation-Dependent Neurodegeneration. Curr Neuropharmacol, 2007. 5 (2): p. 73-80.
202. https://www.e-healthnet.mhlw.go.jp/information/dictionary/heart/yk-079.html
203. https://taisho-kenko.com/disease/detail/145
204. Institute of Medicine(US). Marijuana and Medicine: Assessing the Science Base. National Academies Press. Joy JE, Watson SJ Jr., Benson JA Jr., Editors - pg. Preface
205. Izzo, A.A. and K.A. Sharkey, Cannabinoids and the gut: new developments and emerging concepts. Pharmacol Ther, 2010. 126(1): p. 21-38.
206. Rousseaux C, Thuru X, Gelot A et al. Lactobacillus acidophilus modulates intestinal pain and induces opioid and cannabinoid receptors. Nature Medicine. 2006;13(1):35-37. doi:10.1038/nm1521.
207. https://www.nanbyou.or.jp/entry/62

208. https://www.nanbyou.or.jp/entry/81
209. Lai S, Prasad N, Ryan M, et al: Cannabis use amongst patients with inflammatory bowel disease. Eur J Gastroenterol Hepatol. 2011; 23(10): 891-896.
210. Lahat A, Lang A, Ben-Horin S: Impact of cannabis treatment on the quality of life, weight and clinical disease activity in inflammatory bowel disease patients: a pilot prospective study. Digestion. 2012; 85(1): 1-8.
211. Borrelli F, Aviello G, Romano B, et al: Cannabidiol, a safe and non-psychotropic ingredient of the marijuana plant Cannabis sativa, is protective in a murine model of colitis. J Mol Med (Berl). 2009; 87(11): 1111-1121.
212. De Filippis D, Esposito G, Cirillo C et al: Cannabidiol reduces intestinal inflammation through the control of neuroimmune axis. PLoS One. 2011; 6(12): e28159.
213. Petrosino S, Verde R, Vaia M, et al: Anti-inflammatory Properties of Cannabidiol, a Nonpsychotropic Cannabinoid, in Experimental Allergic Contact Dermatitis. J Pharmacol Exp Ther. 2018; 365(3):652-663.
214. Casares L, García V, Garrido-Rodríguez M, et al: Cannabidiol induces antioxidant pathways in keratinocytes by targeting BACH1. Redox Biol. 2020; 28: 101321.
215. https://www.ssp. co.jp/hythiol/troub
216. Balázs AO, Borbíró I, Sugawara K, et al: Cannabidiol exerts sebostatic and antiinflammatory effects on human sebocytes. J Clin Invest. 2014; 124(9): 3713-3724.
217. Martinenghi LD, Jønsson R, Lund T, et al: Isolation, Purification, and Antimicrobial Characterization of Cannabidiolic Acid and Cannabidiol from Cannabis sativa L. Biomolecules. 2020; 10(6): 900.
218. Spleman L, Sinclair RD, Freeman M, et al: 1061 The safety of topical cannabidiol (CBD) for the treatment of acne. JU Invest Dermatol. 2018; 138(5): S180.
219. Vincenzi C, Tosti A: Efficacy and Tolerability of a Shampoo Containing Broad-Spectrum Cannabidiol in the Treatment of Scalp Inflammation in Patients with Mild to Moderate Scalp Psoriasis or Seborrheic Dermatitis. Skin Appendage Disord. 2020; 6(6): 355-361.
220. Wójcik P, Garley M, Wroński A, et al: Cannabidiol Modifies the Formation of NETs in Neutrophils of Psoriatic Patients. Int J Mol Sci. 2020; 21(18): 6795.
221. Palmieri B, Laurino C, Vadalà M: A therapeutic effect of cbd- enriched ointment in inflammatory skin diseases and cutaneous scars. Clin Ter. 2019; 170(2): e93-e99.
222. Szabó IL, Lisztes E, Szegedi A: Transient Receptor Potential Vanilloid 4 is

Expressed in Human Hair Follicles and Inhibits Hair Growth in Vitro. J Invest Dermatol. 2018; 139(6): 1385-1388.
223. https://kenkyuukai.m3.com/case/case_detail.asp?id=74872&sid=1446
224. SMITH, Gregory; SATINO, John. Hair Regrowth with Cannabidiol (CBD)-rich Hemp Extract: A Case Series. Cannabis, 2021, 4.1: 53-59.
225. 診療と新薬 2021；58(7)：529-540
226. Massi, "Cannabidiol as Potential Anticancer Drug," 303–12.
227. M. Solinas et al., "Cannabidiol Inhibits Angiogenesis by Multiple Mechanisms," British Journal of Pharmacology 167, no. 6(2012): 1218–31.
228. Sean D. McAllister, Liliana Soroceanu, and Pierre-Yves Desprez, "The Antitumor Activity of Plant-Derived Non-Psychoactive Cannabinoids," Journal of Neuroimmune Pharmacology 10, no. 2(2015): 255–67.
229. Katherine Ann Scott et al., "Enhancing the Activity of Cannabidiol and Other Cannabinoids In Vitro Through Modifications to Drug Combinations and Treatment Schedules," Anticancer Research 33, no. 10(2013): 4373–80.
230. A.I. Fraguas-Sanchez, A. Fernandez-Carballido, and A.I. Torres-Suarez, "Phyto-, endo-, and synthetic cannabinoids: promising chemotherapeutic agents in the treatment of breast and prostate carcinomas," Expert Opinion on Investigational Drugs 25, no. 11(2016): 1311-1323.
231. Anand U, Jones B, Korchev Y, et al: CBD Effects on TRPV1 Signaling Pathways in Cultured DRG Neurons. J Pain Res. 2020; 13: 2269-2278.
232. do Nascimento GC, Ferrari DP, Guimares FS, et al: Cannabidiol increases the nociceptive threshold in a preclinical model of Parkinson's disease. Neuropharmacol. 2020; 163: 107808.
233. Schilling JM, Hughes CG, Wallace MS, et al: Cannabidiol as a Treatment for Chronic Pain: A Survey of Patients'Perspectives and Attitudes. J Pain Res. 2021; 14: 1241-1250.
234. Gulbransen G, Xu W, Arroll B: Cannabidiol prescription in clinical practice: an audit on the first 400 patients in New Zealand. BJGP Open. 2020; 4(1): bjgpopen20X101010.
235. STAHL, Veronica; VASUDEVAN, Kumar. Comparison of efficacy of cannabinoids versus commercial oral care products in r educing bacterial content from dental plaque: A preliminary observation. Cureus, 2020, 12.1.
236. Nitecka-Buchta A, Nowak-Wachol A, Wachol K, et al: Myorelaxant Effect of Transdermal Cannabidiol Application in Patients with TMD: A Randomized, Double-Blind Trial. J Clin Med. 2019; 8(11): 1886.
237. Vasudevan K, Stahl V: Cannabinoids infused mouthwash products are as effective as chlorhexidine on inhibition of total-culturable bacterial content in dental plaque samples. J Cannabis Res. 2020; 2(1): 20.

238. Vasudevan K, Stahl V: CBD-supplemented Polishing Powder Enhances Tooth Polishing by Inhibiting Dental Plaque Bacteria. J Int Soc Prev Community Dent. 2020; 10(6): 766-770.
239. Association, A.P. , Diagnostic and Statistical Manual of Mental Disorders Fifth Edition. 2013.
240. Calpe-Lopez, C., M.P. Garcia-Pardo, and M.A. Aguilar, Cannabidiol Treatment Might Promote Resilience to Cocaine and Methamphetamine Use Disorders: A Review of Possible Mechanisms. Molecules, 2019. 24(14).
241. Prud'homme, M., R. Cata, and D. Jutras-Aswad, Cannabidiol as an Intervention for Addictive Behaviors: A Systematic Review of the Evidence. Subst Abuse, 2015. 9: p. 33-8.
242. https://www.ask.or.jp/article/647
243. https://36kr.jp/162445/
244. Daniel Liput et al., "Transdermal Delivery of Cannabidiol Attenuates Binge Alcohol- Induced Neurodegeneration in a Rodent Model of an Alcohol Use Disorder," Pharmacology Biochemistry and Behavior 111(2013): 120-127.
245. Yuping Wang et al., "Cannabidiol Attenuates Alcohol-Induced Liver Steatosis, Metabolic Dysregulation, Inflammation and Neutrophil-Mediated Injury," Scientific Reports 7, no. 1(2017).
246. Chandni Hindocha et al., "Cannabidiol Reverses Attentional Bias to Cigarette Cues in a Human Experimental Model of Tobacco Withdrawal," Addiction, May(2018).
247. シュレーディンガー, 生命とは何か, 岩波書店, 2008
248. 江本勝, 水は答えを知っている, サンマーク出版, 2011
249. ブルース・リプトン,「思考」のすごい力, PHP研究所, 2009.
250. ケリー・ヌーナン・ゴアス, HEAL 癒しの力, KADOKAWA, 2020.
251. 貝谷 久宣, 熊野 宏昭, 越川 房子, マインドフルネスの基礎と実践, 日本評論社, 2016.
252. 柴田 重信, 時間栄養学入門, 講談社, 2021.
253. 藤井佳朗, 歯科からの医療革命,現代書林,2004.
254. 山口 創, 手の治癒力, 草思社, 2018.
255. https://www.who.int/en/activities/tracking-SARS-CoV-2-variants/
256. Sorensen K, et al. Consortium Health Literacy Project European. Health literacy and public health: a systematic review and integration of definitions and models. BMC Public Health. Jan 25;12:80, 2012.
257. Nutbeam, D. : Health literacy as a public health goal: a challenge for contemporary health education and communication strategies into the 21st century. Health Promotion International, 15(3), 259-267, 2000.
258. Ishikawa H, Nomura K, Sato M, Yano E. Developing a measure of

communicative and critical health literacy: a pilot study of Japanese office workers. Health Promot Int. 23(3):269-74, 2008.
259. Nakayama K, et al. Comprehensive health literacy in Japan is lower than in Europe: a validated Japanese-language assessment of health literacy. BMC Public Health. 2015 May 23;15:505
260. Duong TV, Aringazina A, Baisunova G, Nurjanah, Pham TV, Pham KM, Truong TQ, Nguyen KT, Oo WM, Mohamad E, Su TT, Huang HL, Sørensen K, Pelikan JM, Van den Broucke S, Chang PW. Measuring health literacy in Asia: Validation of the HLS-EU-Q47 survey tool in six Asian countries. J Epidemiol. 2017 Feb;27(2):80-86.
261. https://president.jp/articles/-/15634?page=1
262. 大森正博,「オランダの介護保障制度」『レファレンス』, 国立国会図書館、2011年6月号.
263. 舞田敏彦, メディアへの信頼度が高いだけに世論誘導されやすい日本, ニューズウィーク日本版, 2015.
264. 橋元良明, 日本人の情報行動2010, 東京大学出版会, 2011.
265. https://www.healthliteracy.jp/mainichi/mainichi_03.html
266. 服部みれい, あたらしい自分になる本 増補版, ちくま文庫, 2016

宮本知明（みやもと・ともあき）
薬剤師。健康美容コンサルタント。病院薬剤師、大学病院研究職を経て、美容専門学校非常勤講師として卒業生1000人以上を指導。医療健康美容専門ウェブライター歴9年。企業向け健康製品・サプリメント監修実績10件以上。
薬剤師として薬で治療を実施していくことに限界を感じ、根本治療の道を志す。その間に、ホリスティック医学、東洋医学、抗加齢医学、分子整合栄養医学など幅広い医学と出会い、各々の真髄を学ぶうちにヘルスリテラシーの重要性に気づく。現在、講演、テレビ・雑誌への出演、執筆、監修など幅広く活動中。SNS、Youtubeチャンネル「自然治癒力Labo」からの情報発信を通して「薬を減らして健康から個人の幸福が持続する社会」（ウェルビーイング）に貢献する。
著書に代表作「薬に頼らず自然治癒力を高める本」（ぱる出版）の他電子書籍含め多数ある。

薬剤師《やくざいし》が教《おし》えるCBD《シービーディー》オイルのトリセツ

2024年3月15日　初版第1刷発行

著　者　宮本 知明
発行者　石井 悟
発行所　株式会社自由国民社
〒171-0033　東京都豊島区高田3丁目10番11号
電話　03-6233-0781（代表）
https://www.jiyu.co.jp/
印刷所　横山印刷株式会社
製本所　新風製本株式会社

STAFF
企画協力　小島 和子（NPO法人企画のたまご屋さん）
DTP　有限会社中央制作社
カバーデザイン　J K